TOPOGRAPHIE MÉDICALE

DE

CANNES

(Alpes-Maritimes)

AVEC PLAN GÉOGRAPHIQUE

SOUS LE RAPPORT

DE LA PHTHISIE PULMONAIRE

DE SES FORMES ET DE SON TRAITEMENT

PAR

C. CAIRE

Docteur en médecine de la Faculté de Paris,
Lauréat de l'École Impériale du Val-de-Grâce, ex-Médecin militaire,
Médecin de l'hôpital de Cannes et de la Cie du Chemin de fer Paris-Lyon-Méditerranée,
Membre du Conseil d'Hygiène de l'arrondissement des Alpes-Maritimes,
Membre correspondant de la Société Impériale de médecine de Marseille,
Médecin aux Eaux de PLOMBIÈRES (Vosges).

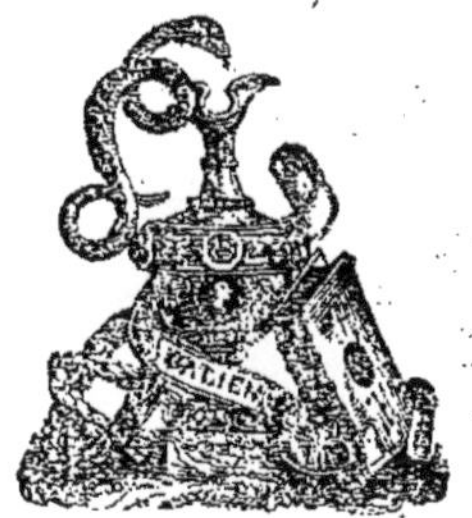

NICE

TYPOGRAPHIE ET LIBRAIRIE CH. CAUVIN, RUE DE LA PRÉFECTURE, 6.

1869.

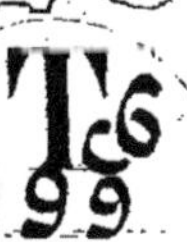

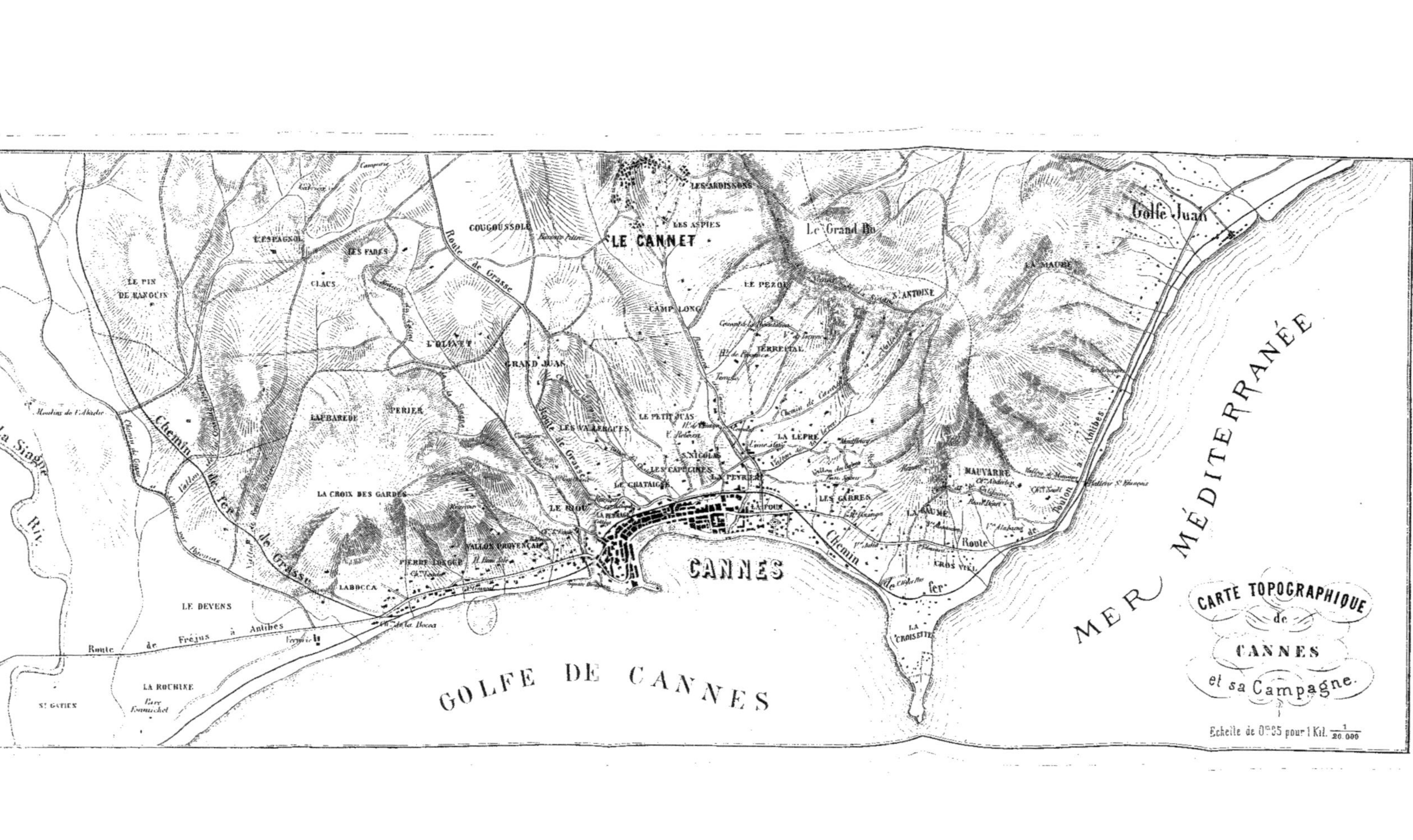
CARTE TOPOGRAPHIQUE
de
CANNES
et sa Campagne.
Echelle de 0m05 pour 1 Kil. 1/20.000
GOLFE DE CANNES
MER MÉDITERRANÉE
CANNES
LE CANNET
Golfe Juan
Le Grand Bo
LES AROISSONS
LES ASPIES
COUGOUSSOLE
L'ESPAGNOL
LES FADES
CLAUS
LE PIN DE RANOUIN
Route de Grasse
LE PEZOU
S.T ANTOINE
LA MAURE
CAMP LONG
TERREFIAL
L'OLIVET
GRAND JUAS
LAUBAREDE
PERIER
LE PETIT JUAS
LES VALLERGUES
S.T NICOLAS
LES CAPUCINES
LE CHATAIGNIER
LA PEYRIERE
LA LEPRE
MAUVARRE
LES CARRES
LA BAUME
LA FOUX
LE RIOU
LA CROIX DES GARDES
VALLON PROVENÇAL
PIERRE LONGUE
LABOCCA
LE DEVENS
Route de Fréjus à Antibes
LA ROUBINE
S.T GATIEN
La Siagne
Riv.
Chemin de fer de Grasse
Chemin de fer
Route de Toulon à Antibes
CROS VIEL
LA CROISETTE

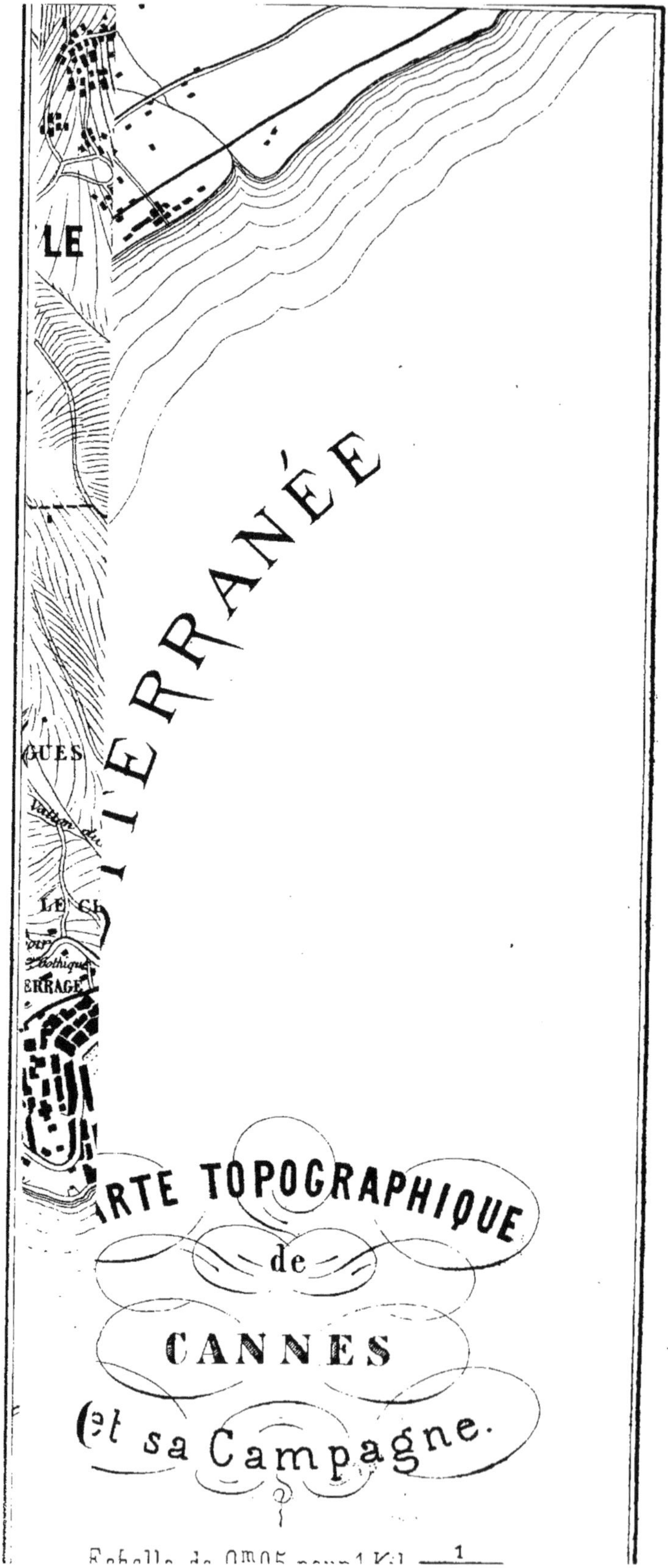

LE

TERRANÉE

GUES

Vallon du

LE C

ERRAGE

ARTE TOPOGRAPHIQUE

de

CANNES

et sa Campagne.

Echelle de 0m05 pour 1 Kil 1

TOPOGRAPHIE MÉDICALE

DE

CANNES

(*Alpes-Maritimes*)

AVEC PLAN GÉOGRAPHIQUE

SOUS LE RAPPORT

DE LA PHTHISIE PULMONAIRE

DE SES FORMES ET DE SON TRAITEMENT

PAR

C. CAIRE

Docteur en médecine de la Faculté de Paris,
Lauréat de l'École Impériale du Val-de-Grâce, ex-Médecin militaire,
Médecin de l'hôpital de Cannes et de la Cie du Chemin de fer Paris-Lyon-Méditerranée,
Membre du Conseil d'Hygiène de l'arrondissement des Alpes-Maritimes,
Membre correspondant de la Société Impériale de médecine de Marseille,
Médecin aux Eaux de Plombières (Vosges).

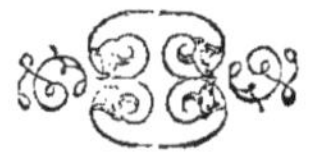

NICE

TYPOGRAPHIE ET LIBRAIRIE CH. CAUVIN, RUE DE LA PRÉFECTURE, 6.

1869.

DU MÊME AUTEUR.

Essai sur la Nostalgie. — 1852.

Relation de l'épidémie de Choléra qui a sévi sur l'armée de Paris. — 1853.

Mémoire sur une épidémie de Fièvre Typhoïde dans la garnison de Poitiers. — 1855.

Rapport sur une épidémie de Croup dans le département du Gers. — 1860.

Des Dispepsies Diathésiques et de leur traitement par les Eaux thermo-minérales de Plombières. — 1868.

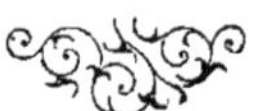

INTRODUCTION.

Ancienne comme la médecine, la question des climats a occupé de tout temps les plus grands écrivains, et il faut l'avouer, on trouve à ce sujet dans leurs écrits de grandes dissidences. Il semblait admis cependant que les climats doux à température uniforme convenaient à bon nombre de malades, et surtout à ceux atteints de maladies des organes de la respiration. La plupart des praticiens modernes conseillaient les climats chauds, mais variaient cependant sur la station à prescrire. On s'entendait quant au principe de transporter les malades de leur pays dans un lieu à température élevée, mais la confusion était complète quant à la localité à choisir. Tel lieu vanté par l'un était déprécié par l'autre; tandis que l'on discutait ainsi, l'Académie de Médecine mit au concours la question de l'influence de la navigation et des pays chauds sur la marche de la phthisie pulmonaire, cet appel remit à l'étude la question des climats. Depuis ce moment les mémoires se sont multipliés, des faits ont été recueillis, des chiffres ont été invoqués, et plus que jamais le procès s'est embrouillé.

Bien des écrivains ont tracé avec art la géographie pittoresque de Cannes, il devenait indispensable que quelqu'un entreprit de tracer les lignes de sa géographie médicale. Les médecins qui envoient des malades dans le Midi, ne possèdent souvent que des données incomplètes ou inexactes sur le climat de ce beau pays ; hors de ce cercle étroit ils ne peuvent donner que de banales recommandations, qui livrent le malade au caprice de sa liberté, c'est-à-dire aux dangers de ses incertitudes.

D'un autre côté, lés malades n'arrivant sur notre plage hospitalière qu'avec des renseignements vagues ou erronés, ne tardent pas à y trouver des mécomptes. Leur croyance sur l'inaltérable beauté du ciel et la constante douceur de l'air s'ébranle à la première intempérie. Cette déception en amène bientôt de nouvelles, et il est rare, que dans de telles conditions, le désenchantement moral n'exagère pas leurs souffrances. Ces dangers n'existeraient pas si, toute illusion écartée, une juste part était faite entre les influences favorables et contraires ; elle permettrait aux malades de profiter des bons effets et de se soustraire aux mauvais.

Frappé de cet inconvénient, il m'a semblé que la topographie médicale de Cannes envisagée au point de vue des formes variées de la phthisie, restait encore à l'état de problème à résoudre, ou de sujet à traiter, et devait satisfaire surtout un intérêt d'urgence, à la fois utile aux médecins qui ne connaissent pas notre station d'hiver, et aux malades qui viennent y chercher la santé. Voilà donc le programme que j'ai voulu remplir, le but que je me suis proposé.

La division du territoire de Cannes en zones médicales m'a paru nécessaire pour mieux faire comprendre aux étrangers la position qu'ils devront rechercher pour leur habitation par rapport à la nature de leur maladie. En effet, il ne suffit pas pour que le malade guérisse, qu'il aille sans précaution et sans discernement se soumettre à l'influence curative de notre climat. Il ne doit pas partir sans avoir au préalable des instructions fort détaillées, qu'il consultera souvent sur la partie de la ville qu'il devra habiter, sur l'exposition de son logement, sur la durée du temps qu'il aura à y séjourner, sur l'heure à laquelle il pourra faire ses excursions, et en quels lieux il devra surtout les faire.

La tâche que j'ai entreprise ne m'a été inspirée que dans le seul but d'être utile. Je n'ai d'autre prétention que celle de l'avoir remplie avec sincérité et en dehors de tout intérêt.

CHAPITRE Ier

—

CANNES

SON CLIMAT, SA TEMPÉRATURE, SES VENTS.

Au milieu de toutes les discussions auxquelles a donné lieu l'importante question dont je m'occupe, il y a un point sur lequel tous les médecins semblent aujourd'hui d'accord. C'est que, ainsi que l'établit le docteur Andral dans les notes qu'il a ajoutées à l'ouvrage de LAENNEC, la fréquence de la phthisie n'est pas en raison de l'élévation et de l'abaissement habituel de la température, mais de sa variabilité. Il faut donc que la situation géographique d'une station médicale d'hiver, réponde aux diverses conditions climatériques nécessaires aux malades qui y sont envoyés. Or, peu de villes du littoral ont une renommée médicale mieux établie que celle de Cannes. Au lieu de déchoir, cette renommée ne fait que s'accroître, et aujourd'hui c'est une des stations médicales les plus fréquentées. Il est rare qu'un malade atteint de phthisie pulmonaire ne choisisse le séjour de Cannes ; d'où vient ce sentiment de préférence ? Il découle assurément du climat qui peut produire d'heureux résultats, mais le sol lui-même et son admirable configuration n'y sont pas étrangers. Cannes possède, en effet, l'heureux privilége d'offrir en même temps sur sa plage sablonneuse l'air sec et vivifiant de Palerme et de Menton, et dans sa fertile campagne l'air sédatif et doux de Pau et de Pise.

Cannes est selon toute probabilité bâtie sur l'emplacement d'une antique cité ligurienne. Elle est située autour d'une petite anse et sur le penchant d'une colline assez escarpée que l'on appelle St-Pierre, et qui se prolonge dans la mer par un promontoire étroit, que couronnent l'église et la tour pittoresque d'un vieux château. De la terrasse que dominent ces constructions, un panorama splendide frappe la vue. Au bas de ce mamelon, c'est la ville qui descend par étages et qui entoure d'un cercle de maisons blanches l'anse du port où se balancent toujours quelques navires.

A l'Est, c'est d'une part la presqu'île de la Croisette et les îles boisées de Lérins, de l'autre la pointe d'Antibes et la courbe élégante du Golfe-Juan. A l'Ouest, c'est le magnifique golfe de la Napoule environné de collines qui se terminent brusquement au cap Roux ; à la pointe extrême de l'Ouest, l'Esterel envoie ses derniers contreforts jusque vers la mer et contourne la plaine dans la direction du Nord-Ouest. Ses sommets les plus élevés atteignent jusqu'à 800 mètres de hauteur.

Au Sud, la vue se perd sur l'immense étendue de la mer sillonnée par une foule de navires longeant les côtes.

Le Nord montre aux regards enthousiasmés du touriste ce fertile et vaste bassin de Cannes, sur lequel je ne saurai assez fixer l'attention des malades. C'est en effet dans cette riche campagne que se déroulent à l'envi des coteaux verdoyants, des vallons boisés, des forêts d'oliviers et d'orangers, et enfin le grâcieux et pittoresque village du Cannet, que surmontent dans le lointain les montagnes de Grasse.

Cannes est l'une des villes du littoral méditerranéen les mieux abritées contre les vents froids. Protégée au Nord par la ramification des Alpes, défendue à l'Ouest et au Nord-Ouest par le massif de l'Esterel, elle n'a presque rien à craindre du redoutable Mistral qui fait tant de mal sur toute la côte de Montpellier à Toulon. La durée de ce fléau des côtes de la Méditerranée est quelquefois de trois à sept jours, mais ordinairement il tombe au bout de vingt-quatre heures; ce vent est exclu du printemps et de l'été.

Les vents froids du Nord, lorsqu'ils soufflent des Alpes passent le plus ordinairement au-dessus de Cannes, et vont s'abattre à une certaine distance sur la mer dont les vagues se gonflent, tandis que sur le rivage tout est calme.

Elle est en partie abritée des vents du Sud-Est, de l'Est et du Nord-Est, par les îles de Lérins et par les montagnes de Vallauris qui se dirigent vers le Sud pour former la presqu'île de la Croisette, et achever la configuration du golfe. On remarque cependant que le vent d'Est qui amène généralement la pluie souffle à peu près exclusivement aux équinoxes. Ce vent ainsi que celui du Sud-Ouest heureusement assez rare, exerce une influence particulière sur les personnes délicates et nerveuses; il relâche les fibres, provoque au sommeil en diminuant beaucoup la vivacité.

Le vent du Sud se fait surtout sentir d'une manière constante pendant une partie de l'été; il est doux, humide et ne trouble pas violemment l'atmosphère. Il se lève vers neuf heures du matin dans la direction de l'Est, suit invariablement le parcours du soleil et disparaît vers cinq heures du soir à l'Occident. Cette marche du vent, qui est celle des brises diverses régulières sur tous les rivages du continent, a pour effet de tempérer considérablement les ardeurs de l'été ; aussi les grandes chaleurs sont infiniment moins fortes qu'à Paris, et ne dépassent pas 32° centigrades. Malgré l'influence des vents qui soufflent quelquefois du continent, les vents de mer ont une prépondérance assez marquée, surtout pendant le jour, pour porter beaucoup d'humidité dans l'atmosphère.

Les transitions de température qui se manifestent d'une manière sensible le matin et le soir, sont cependant moins fortes que dans les villes de la Péninsule Italique, où les étrangers de santé délicate fixent ordinairement leur résidence. Le climat de Cannes est non seulement plus doux, mais il est encore plus égal. En voyant croître à côté les uns des autres les conifères du Nord et les aloès d'Afrique, le botaniste peut s'apercevoir de l'admirable égalité de température qui distingue le ciel de Cannes.

A ces avantages climatériques du pays, il faut ajouter ceux que procurent la nature perméable du sol et l'inclinaison des couches de rochers. Les eaux de pluie ou des ruisseaux n'étant pas retenues en flaques malsaines à la surface de la terre ne dégagent pas de miasmes, et sont entraînées dans la mer par une quantité considérable de petits vallons. La succession de la température se maintient toujours dans des conditions favorables, l'automne et l'hiver se succèdent sans déterminer de grandes variations dans la thermalité. La température se modifie depuis le commencement de l'hiver jusqu'à la naissance du printemps, sans grande secousse apparente. Sur le rivage de la Méditerranée, il est peu d'endroits où le ciel soit aussi pur, aussi éclatant et aussi dégagé de vapeurs qu'il l'est à Cannes ; la cause qui entretient et produit la pureté du ciel étant due à l'intervention nocturne des vents continentaux, cet avantage n'est pas sans inconvénient, comme on ne l'ignore pas, car il imprime aux matinées et aux soirées une température assez basse pour trancher avec celle du milieu du jour. La transition se fait même brusquement, par exemple les vents du Sud et du Sud-Est passent très rapidement au Nord-Est, au Nord et au Nord-Ouest ; on comprend dès lors que les effets sont d'autant plus vifs surtout chez les malades, que la différence est considérable entre les surfaces traversées par les vents avant leur entrée dans le bassin.

La topographie a établi qu'en face du golfe s'élevait le massif des montagnes qui se prolongent très loin dans le Nord, et dont les sommets élevés se couvrent de neiges pendant l'hiver. Or, la pureté du ciel, l'élévation de température sont impuissantes à modérer l'âpreté des influences qu'une telle disposition détermine, lorsqu'elle s'exerce dans les conditions les moins favorables. Ainsi, lorsque le temps est beau pendant le règne d'un vent septentrional, il fait froid à l'ombre, tandis qu'il fait chaud au soleil ; car la différence de thermalité qui sépare les deux milieux représente une transition violente dans le climat, lorsqu'on passe brusquement et sans précaution de l'un à l'autre. Ce sont là autant de vices dans les conditions médicales du ciel, car les ébranlements qu'ils produisent peuvent devenir funestes et l'ont été trop fréquemment ; ce qui peut leur servir de compensation et les écarter jusqu'à un certain point, c'est l'observation des moments de la journée où ces phénomènes se produisent, et qui se passent principalement le soir et le matin, tandis que le reste de la journée appartient aux influences maritimes. Ces explications disent clairement pourquoi les hivers peuvent être doux, malgré l'abaissement considérable subi par le thermomètre.

Pendant les mois les plus froids de l'année (Décembre, Janvier et Février), le thermomètre placé au Nord à l'ombre, ne dépasse pas inférieurement vers le milieu du jour 7 degrés au-dessus de zéro, tandis qu'il s'élève quelquefois à 12 et 15°, et atteint même 18 et 20° centigrades. Au soleil au contraire, il ne s'abaisse pas au-dessous de 17°, et il remonte quelquefois jusqu'à 30 et 36° ; mais le plus souvent la chaleur varie de 9 à 12 et 13° à l'ombre, et de 25 à 30° au soleil. On peut dire que la température moyenne de l'hiver est de 9°, celle du printemps 17°, celle de l'été 23°, de l'automne 18° et de l'année entière 16°. Les jours pluvieux s'élèvent au maximum à 75°, et au minimum à 41° ; leur moyenne est de 60°. Le nombre moyen des jours de soleil est de 180, celui des jours nuageux et voilés de 125. Les jours de soleil pur qui présentent une atmosphère uniformément transparente sont de 40 pour l'automne, 40 pour l'hiver, 44 pour le printemps, et 56 pour l'été. Ces rapports entre les belles et les mauvaises journées sont caractéristiques, ils placent le ciel de la station de Cannes sur la ligne des plus favorisées.

Le premier rang appartient donc au soleil, le bienfaiteur de notre contrée; ses éléments, la lumière, la chaleur et l'électricité secondent heureusemeut son influence par leurs manifestations modérées. Aussi la température est toujours bonne, qu'il fasse du soleil, du vent ou de la pluie. Les cours d'eau et la terre, par leur peu de variations atmosphériques au-dessus de zéro, conservent les racines et la sève, bien que les autres parties du végétal restent spontanément exposées, soit par un contre-coup de Mistral, soit par un abaissement accidentel de la température, à des influences certainement funestes aux plantes méridionales. Si le froid durait et pénétrait la terre, certains végétaux périraient, tandis que l'on voit, au contraire, l'amandier fleurir en Janvier, l'olivier et l'oranger mûrir leurs fruits en hiver; le jujubier, le caroubier, le grenadier et le palmier s'y couvrent encore de fruits abondants.

—

CHAPITRE II.

TOPOGRAPHIE MÉDICALE DU BASSIN DE CANNES.

Le bassin de Cannes, envisagé au point de vue des habitations hivernales, s'étend depuis la Bocca jusqu'à la batterie St-François, et est divisé en deux parties distinctes par la ville qui occupe le centre, et derrière laquelle se déroule toute la campagne de Cannes sur laquelle j'attirerai l'attention du lecteur.

Toute la partie située à l'Ouest de la ville commençant à la Bocca, est partagée par la route Impériale de Fréjus en deux zones : l'une inférieure qui est celle du littoral, et l'autre supérieure qui est celle des collines constituant plusieurs quartiers.

La partie située à l'Est de la ville est partagée comme la précédente en deux zones : l'inférieure qui est la continuation de la première sur la plage et s'étend jusqu'à la Batterie, et la supérieure, qui se confondant en partie avec la campagne de Cannes, se termine par la zone des collines, subdivisée elle-même en différents quartiers.

Zone Inférieure — Littoral.

A l'Ouest comme à l'Est du rivage, les conditions d'abri les plus recherchées s'y trouvent réalisées d'une manière parfaite : ainsi tout le long de notre belle plage, les étrangers ont ajouté aux richesses naturelles du pays, tout ce que l'on peut faire avec de l'or. Les blanches maisons de Naples, les palais de la Renaissance, les châlets de la Suisse se confondent avec de riches et somptueux hôtels où les étrangers trouvent tout le confortable possible pendant leur séjour d'hiver. A la suite de toutes les villas longeant la plage et le boulevard de l'Impératrice, se trouvent encore des situations privilégiées tant par leur admirable exposition, que par les forêts de pins qui couvrent le sol. A l'Est c'est le Cap d'Antibes et la courbe du Golfe-Juan qui viennent charmer le regard, et devant soi au centre de ce riant tableau, c'est la Croisette qui s'avance doucement dans la mer, pour s'y terminer par un petit mamelon d'où l'on découvre le magnifique panorama du golfe de Cannes.

—

Zone Supérieure — Collines.

Cette zone qui est parallèle à celle du littoral en est séparée à l'Ouest par la route Impériale de Fréjus, et à l'Est par la route Impériale d'Antibes. Elle est divisée en sept quartiers dans la partie Ouest, et en trois dans la partie Est.

Confronter le Midi, être abrité du Nord, de l'Est et de l'Ouest, occuper par rapport au niveau de la mer une élévation convenable, et respirer ainsi à l'abri des courants cette atmosphère maritime par une température égale et modérée, constituent autant de conditions favorables que l'on rencontrera dans toute l'étendue de cette zone.

1° Le premier quartier est celui de la Bocca, compris entre la plaine de Laval et le vallon de Font-de-Veyre. Il offre deux coteaux, l'un exposé en plein Midi et l'autre légèrement tourné à l'Est, ce quartier est exposé aux vents du Sud-Est et de Sud-Ouest.

2° Le quartier de Pierrelongue, situé entre le vallon de Font-de-Veyre et celui de Pierrelongue, est plus abrité que le précédent des vents du Sud-Est ; c'est dans ce vaste quartier dont l'exposition regarde le Midi, et se trouve abritée des vents d'Est et Sud-Est qu'est situé l'établissement Hydrothermothérapique du docteur Gazagnaire, ainsi qu'un grand nombre de jolies villas.

3° Le quartier de Pessat vient ensuite, il s'étend du vallon de Pierrelongue à celui de Pessat ; il est admirablement situé et couronné par une belle forêt de pins, d'où l'on admire toute l'étendue du golfe. Son exposition est la même que celui de Pierrelongue ; l'hôtel Beau-Site occupe le versant de ce quartier.

4° Le quartier de la Croix des Gardes est l'un des plus riches et des plus fréquentés de la colonie anglaise ; il n'est séparé du précédent que par le vallon de Pessat et s'étend jusqu'au vallon dit Provençal. Ce coteau qui est un peu plus encaissé que celui de Pessat, offre un abri presque complet contre les vents du Sud-Est et de l'Ouest, si ce n'est cependant dans sa partie supérieure où les vents d'Est sont plus accessibles. C'est dans ce quartier parsemé de riches villas que l'on remarque le château de lord Brougham qui a attiré le premier l'attention des étrangers sur Cannes et qui a largement contribué à la prospérité du pays. L'hôtel Bellevue occupe une place importante dans ce quartier et justifie admirablement le nom qu'il s'est donné.

5° Le quartier du Riou exposé en plein Midi est un magnifique coteau compris entre le vallon dit *Provençal* et celui du Riou. Il présente du Sud au Nord un mamelon traversé par l'ancien chemin de la Croix des Gardes, et se trouve abrité au Nord par les collines du Grand Juas. C'est au sommet de ce coteau que s'étale majestueusement le château des Tours.

6° Le quartier St-Roch exposé moitié au Sud, moitié à l'Ouest, est légèrement enclavé à partir du Riou. C'est là que commence la ville par une longue suite de belles villas, qui lui font de ce côté une bordure ravissante. Ce quartier très-exposé aux vents du Sud-Ouest, est au contraire très-abrité des vents d'Est et de Sud-Est.

7° Le dernier est le quartier St-Pierre qui finit à l'entrée de la rue de Fréjus. Son sommet est couronné par l'église paroissiale et par une tour en ruines. Ce quartier qui n'est pas habité, est très-exposé aux vents de Sud-Est, Sud-Ouest, et fortement battu par le Mistral lorsqu'il souffle pendant l'hiver.

La zone supérieure des collines du côté de l'Est est divisée en trois quartiers :

1° Le quartier de la Baume confondu à l'Ouest avec les Gabres commence au vallon de la Baroche et se déroule à l'Est jusqu'au vallon Cros-Vieil ; limité dans toute sa région supérieure par le chemin de la Californie, ce quartier admirablement exposé au Midi, offre des anfractuosités, où l'on est complétement à l'abri des vents d'Est et d'Ouest; il est en outre couvert de magnifiques villas très-recherchées des étrangers.

2° Le quartier de Cros-Vieil est la continuation du précédent dans sa région inférieure et n'en est séparé que par la route Impériale d'Antibes. Il se continue jusqu'à la Croisette et se confond à l'Ouest avec le boulevard de l'Impératrice, et à l'Est sur le rivage avec la partie inférieure du quartier de Mauvarre jusqu'à la Batterie. Un large boulevard nouvellement tracé le traverse dans toute sa longueur et la chapelle de Notre-Dame des Pins en occupe le centre. Cette région, qui offre aux convalescents et aux malades un abri assuré contre les vents de la mer et du continent, est devenue pour eux un lieu favori de promenade, à cause de l'air balsamique et résineux que répandent les bois de pin maritime qui la couvrent dans presque toute son étendue.

3° Le quartier de Mauvarre termine la zone des collines à la batterie St-François. Il s'enrichit chaque jour de constructions nouvelles et il constituera sous peu un quartier très-fréquenté. Exposé au Midi, il a un versant tourné à l'Est du côte du vallon de Mauvarre qui est sa dernière limite. Ce quartier, qui domine tout le Golfe-Juan et d'où l'on découvre une vue admirable, n'en est pas moins exposé dans certaines régions aux vents de Sud-Est et de Sud-Ouest ; toute sa partie inférieure longe le rivage et concourt à la formation de la courbe du Golfe-Juan.

CHAPITRE III.

INFLUENCE DE L'ATMOSPHÈRE MARITIME SUR L'ORGANISME.

Si l'eau de mer a une action tonique sur la peau, son atmosphère exerce certainement une action non moins vive et non moins stimulante sur la muqueuse pulmonaire et sur les fonctions digestives. La médication maritime constituera donc une médication sérieuse qui devra toujours être employée avec méthode et opportunité.

La pression atmosphérique étant plus grande sur les bords de la mer qu'ailleurs, l'air contiendra par conséquent plus d'oxigène, c'est-à-dire plus d'air vital ; plus oxigénée et plus constante dans sa température que l'atmosphère terrestre, l'atmosphère de la mer toujours agitée par les brises, sans cesse renouvelée par les vents et par des phénomènes météorologiques de toute nature, est douée d'une pureté évidente. Elle est, en outre, susceptible de se charger accidentellement de principes étrangers qui modifient sa composition et qui augmentent ses propriétés bienfaisantes. C'est ainsi que l'arôme résineux et balsamique des pins maritimes qui couvrent une certaine étendue de notre plage et des îles de Lérins, vient se mêler aux vapeurs iodurées et bromurées des algues rejetées par la mer. Cet air si imprégné de sels deviendra dès lors excessivement salutaire et offrira aux praticiens de précieuses ressources dans tous les cas de faiblesse générale et d'atonie, soit qu'elle résulte d'un défaut d'équilibre entre les différents systèmes de l'économie, soit qu'elle dépende du défaut d'action d'un organe ; mais c'est surtout sur la muqueuse des bronches, dont la nature spéciale donne lieu dans les tempéraments scrofuleux et lymphatiques, à des phénomènes importants de stimulation et d'absorption pulmonaire, que l'atmosphère maritime exerce une action tonique et vivifiante. Aux exhalaisons salines de la mer qui purifient l'atmosphère, vient se joindre l'action de l'ozone très-abondant dans nos régions et chargé de brûler les miasmes délétères flottant dans l'espace.

L'air que l'on respire au bord de la mer est saturé d'une eau saline, qui s'y insinue en imperceptibles gouttelettes jusqu'à une certaine hauteur par le souffle de la brise, et qui constitue une humidité toute particulière, que la surface pulmonaire pourra absorber sans en être irritée. Or, ces particules de sel qui à chaque inspiration pénètrent avec l'air dans les ramifications bronchiques, exercent une action salutaire en excitant la muqueuse pulmonaire, et en introduisant dans son parenchyme des principes salés, iodurés et bromurés, dont l'efficacité ne saurait être contestée. Mais il ne faut pas oublier que si l'air de la mer est absolument nécessaire aux personnes lymphatiques et scrofuleuses, et dans la forme torpide de la phthisie à la première et au début de la seconde période, il ne saurait convenir aux phthisiques d'une grande susceptibilité nerveuse, et prédisposés par tempérament aux mouvements congestionnaires et fébriles. Autant l'habitation au bord de la mer sera salutaire aux premiers, autant elle deviendra nuisible aux seconds.

Dans le cas où il faudra développer la circulation artérielle, aux dépens du système veineux et lymphatique, l'air de la mer deviendra encore une ressource puissante pour le médecin ; car nul autre agent ne peut mieux que lui relever les forces digestives, renforcer et régulariser l'action musculaire, exciter l'absorption interstitielle, pour amener la fonte d'un faux embonpoint, que produit la vie sédentaire ou l'insuffisance de la menstruation.

Ce qui précède désigne donc les catégories de maladies qui peuvent recevoir de favorables influences du voisinage de la mer. Ce sont les catarrhes humides des scrofuleux et des vieillards ; les épanchements pleurétiques qui marchent de complication en complication, si on tarde à les arrêter à leur développement ; la chloro-anémie avec infiltration des tissus et dépression de la sensibilité ; les affections utérines que caractérisent la faiblesse et le relâchement des organes et qui s'accompagnent ordinairement de leucorrhée; les paralysies indolores que l'on rencontre si souvent chez les vieillards épuisés, et surtout les cas de phthisie torpide. Ainsi comprise, l'habitation au bord de la mer deviendra un adjuvant utile à la médication appropriée à chaque affection, et le malade n'aura qu'à s'applaudir de son séjour dans le voisinage de la mer.

CHAPITRE IV.

CAMPAGNE DE CANNES ; SES DIVISIONS PRINCIPALES.

La campagne de Cannes, située derrière la ville, comprend cette large et fertile vallée, au fond de laquelle se dessine le charmant village du Cannet qui en forme la limite au Nord, avec le premier plan des hautes montagnes qui la protègent des vents du Nord. Au Sud, la ville avec son boulevard lui forment une limite naturelle. A l'Est, la colline de Vallauris et le coteau de St-Antoine lui servent de barrière contre les vents d'Est et de Sud-Ouest. Les montagnes de la Croix-des-Gardes et du Grand Juas qui la limitent à l'Ouest, lui assurent un abri complet contre le Mistral, les vents d'Ouest et de Sud-Ouest. Cette fertile campagne exposée aux influences méridionales jusqu'au Sud-Ouest du côté de la mer, et défendue contre le Nord et le Nord-Ouest, offre des conditions climatériques importantes à connaître.

L'air calme et tiède qu'on y respire est rarement en butte à ces brusques transitions si fréquentes du littoral, et la température y est plus douce et plus égale. Indépendamment de la nature balsamique de l'air que répandent à profusion les forêts de pins semées sur son territoire, le sol est encore couvert d'une grande quantité de végétaux odoriférants, géranium, thym, lavande, etc., qui sont non seulement une source puissante d'électricité, mais qui jettent encore dans l'air les émanations de leurs parfums. La végétation d'arbres qui remplit toute la vallée et gravit même les flancs des montagnes, forme encore une source abondante d'hygrométrie. On peut conclure de là que l'atmosphère que l'on y trouve mélangée à l'humidité de la vallée, agira d'une manière sédative et douce sur les personnes à tempérament nerveux irritable.

De riches hôtels et de nombreuses villas dont le séjour est aussi agréable que salutaire, couvrent de l'Est à l'Ouest et du Sud au Nord l'espace compris entre la cité et les escarpements des collines environnantes. La situation heureuse de la plupart d'entre elles met les valétudinaires qui les habitent à l'abri de certains vents ; mais j'insisterai sur les positions exceptionnelles de certains quartiers de cette large vallée, où l'on rencontre surtout les conditions tempérées sédatives, si utiles dans certaines affections. C'est à cause de ces conditions hygrométriques, que l'on peut considérer le séjour de cette vallée comme pouvant remplacer jusqu'à un certain point celui de Pise, Rome et Pau ; et je le conseillerai surtout aux malades atteints de catarrhes, d'asthmes secs, de phthisies à forme éréthique (nerveuse), et à forme rhumatismale avec tendance aux hémoptysies, ou présentant des symptômes aigus.

La phthisie éréthique, qui mérite plus que toute autre qu'on s'occupe d'elle, parce qu'elle est assurément la plus commune, pourra éprouver une grande amélioration sous un ciel qui est doux, sans cesser d'être tempéré, et dont les oscillations thermométriques dans le milieu du jour sont si rares et si faibles, qu'elles ne peuvent jamais déterminer de fortes secousses sur les organisations les plus débilitées.

Ce sont ces propriétés qui me font naturellement classer le climat de Cannes parmi les climats toniques et sédatifs, selon qu'on l'envisage dans les deux zones ; celle du littoral et celle de l'intérieur des terres, et qui lui valent un si grand nombre d'étrangers chaque hiver.

La campagne de Cannes se divise en onze quartiers principaux. Chacun d'eux a une valeur médicale importante comme habitation, par rapport à la phthisie nerveuse ou rhumatismale. J'indiquerai donc la variété de phthisie qui réclamera de préférence le séjour de tel ou tel quartier.

1° *Quartier des Gabres.*

Commençant au pont de la Foux et s'étendant jusqu'au vallon de la Baroche, ce quartier est limité au Nord par le quartier de la Lèpre, au Sud par la mer, le boulevard de l'Impératrice, le Grand Hôtel et la chaîne de belles villas qui couvrent le rivage, à l'Ouest par le quartier de la Foux, à l'Est par le quartier de la Baume, (zone des collines) et le versant Ouest de la colline de Vallauris. Dans sa région supérieure, il se compose de petits mamelons parfaitement abrités des vents d'Est et de Sud-Est, où l'on respire un air pur et sec au millieu d'une température toujours chaude ; il constitue pour ce motif un lieu d'élection pour les phthisiques rhumatisants, l'hôtel Beau-Séjour occupe le point culminant de ce quartier ; dans sa région inférieure qui représente une vaste plaine, les malades atteints de phthisie nerveuse ou scrofuleuse, trouveront l'air sédatif de la vallée, ou l'air vivifiant du rivage, selon le choix qu'ils devront faire.

2° *Quartier de la Lèpre.*

Ce quartier sépare le précédent de celui de Terrefial. Il est limité au Sud par le mamelon de Montfleury, au Nord par Terrefial, à l'Ouest par le quartier de Lapeyrière et à l'Est par le coteau de St-Antoine. Il offre une série de coteaux et de mamelons aujourd'hui couverts de plusieurs villas où la phthisie rhumatismale trouvera, à l'abri des vents humides, une température douce et sèche.

3° *Quartier de Terrefial.*

Limité au Nord par le quartier du Pézou, au Sud par celui de la Lèpre, à l'Ouest par la vallée du Cannet et à l'Est par le coteau de St-Antoine, ce quartier, qui occupe le milieu de la campagne, est admirablement exposé en plein Midi et tout à fait à l'abri du Mistral, du Sud-Ouest et du Sud-Est. Dans sa région supérieure, dont le couvent de la Présentation, les hôtels de Provence et Victoria occupent le centre, l'air pur et chaud mêlé aux émanations balsamiques que dégagent les bois de pin environnants, conviendra essentiellement à la forme rhumatismale de la phthisie, tandis que la région inférieure qui s'étend jusqu'au vallon du Cannet offrira à la forme nerveuse un air plus humide et plus sédatif. En faisant le pèlerinage du Grand Pin que tout le monde connaît et qui a été illustré par une plume charmante, plusieurs hôtes de notre colonie étrangère très compétents dans la valeur des quartiers, en contemplant celui-ci ont rappelé ce mot plein d'actualité : *que Cannes était vraiment là.*

4° *Quartier du Cannet.*

Limité au Nord par les collines de Mougins et du Cannet, au Sud par le boulevard Gavini et le chemin de fer, à l'Est par le vallon de la Foux et à l'Ouest par le vallon du Chataigné, ce quartier offre une série de mamelons et de petits coteaux abrités des vents froids et humides qui devront être recherchés dans la phthisie arthritique ; tandis que l'air sédatif et mou de ses nombreuses vallées, où les vents de mer ne pénètrent jamais, sera particulièrement recherché dans la phthisie éréthique (nerveuse). Le gracieux village du Cannet forme le fond pittoresque de ce riche quartier, qui sert de but de promenade à tous les étrangers de la colonie.

5° et 6° Deux petits coteaux, St-Nicolas à l'Est et les Capucines à l'Ouest, forment dans ce quartier principal deux quartiers supplémentaires, séparés l'un de l'autre par la vallée d'Etigne et le chemin du Cannet. Ils se terminent tous les deux par un plateau, celui de St-Nicolas, dont le versant tourné à l'Est est couronné par l'hôtel d'Europe, et celui des Capucines dont le versant tourné à l'Ouest est dominé par la pension du Bel-Air. Ces deux quartiers séparent les Vallergues du boulevard du Cannet, et constituent deux points médicaux importants à signaler pour la phthisie arthritique.

7° *Quartier de la Foux.*

Ce quartier est limité à l'Est par le vallon de la Foux, au Sud par la mer, au Nord par le quartier de la Peyrière et à l'Ouest par le vallon du Chataigné. Il comprend toute la partie de la nouvelle ville située entre les deux vallons en deçà du chemin de fer. Abrité des vents d'Est et d'Ouest, ce quartier ne sera pas contraire aux phthisiques d'un tempérament nerveux et irritable.

8° *Quartier de Lapeyrière.*

Limité par le quartier de St-Nicolas au Nord, par le chemin de fer au Sud, la Lèpre à l'Est et le quartier des Capucines à l'Ouest, ce quartier offre une vallée étendue de l'Est à l'Ouest et parfaitement abritée. L'air doux, légèrement humide qui règne dans cette vallée la signale d'une manière très-avantageuse aux tempéraments nerveux et dans la forme éréthique de la phthisie. C'est dans ce quartier que se trouve l'usine à gaz, l'hôtel de France, les hôtels de la Paix et du Phénix et une collection de riches et belles villas.

9° *Quartier des Vallergues.*

Le mot Vallergues vient sans doute de *Vallis aquæ*, parce que de tout temps ce quartier a été riche en sources jaillissantes. Il est limité au Nord par les coteaux de Cougoussole, au Sud par la route impériale de Grasse, à l'Ouest par le Grand Juas, et à l'Est par le chemin du Cannet et le Petit Juas qui est la continuation du plateau de St-Nicolas. Ce quartier a une vallée sinueuse abritée de toute espèce de vents, où l'air calme et légèrement humide sera particulièrement favorable dans la forme nerveuse de la phthisie ; deux versants de coteaux couverts de forêts de pins circonscrivent ce quartier en lui donnant la forme d'un berceau. L'air sec et pur qu'on respire sur ces coteaux en fait un lieu de choix pour les rhumatisants et les phthisiques à qui l'air de la vallée serait contraire. Un boulevard nouvellement construit sillonne cette pittoresque vallée, et va rejoindre au sommet du coteau l'ancienne route de Grasse. C'est dans ce quartier, dont l'exposition ne laisse rien à désirer, que se trouvent les villas de M. Mercier Lacombe.

10° *Crête du Moulin-à-vent.*

Le Moulin-à-vent constitue le mamelon qui surplombe la ville et où est établi le réservoir des eaux de Cannes. Ce quartier, qui est encore peu habité à cause de son exposition à tous les vents, a cependant des versants qui offrent un abri sérieux contre les vents d'Ouest et d'Est, et qui deviendront plus tard un objet de spéculation.

11° *Quartier de la Ferrage.*

Ce quartier est placé sur le versant Sud de la crête, et est limité par le chemin de fer au Sud et la route impériale de Grasse au Nord. Il occupe un espace très-circonscrit, complétement abrité des vents du Nord-Est, de l'Est et de l'Ouest, et se recommande autant par son exposition, que par sa température douce et tiède dans la forme rhumatismale de la phthisie.

CHAPITRE V.

DE LA PHTHISIE PULMONAIRE ET DE SES DIFFÉRENTES FORMES.

Avant d'aborder la question de la curabilité de la phthisie et de son traitement, il est utile de reconnaître le terrain sur lequel on doit s'engager. Il y a eu deux manières de considérer la phthisie; pour les uns le tubercule était tout, l'altération organique était la seule chose qui méritât de fixer l'attention, la maladie était naturellement locale; pour les autres le tubercule n'était qu'un élément, une conséquence, il y avait à considérer surtout l'état général. Pour les premiers, il s'agissait d'une lésion organique locale minant ensuite consécutivement la constitution; pour les seconds, il s'agissait d'une *diathèse* ayant pour manifestation, sous l'influence d'une cause favorable, l'apparition du tubercule et passant à l'état de *Cachexie*.

Cette divergence dans la manière de considérer la phthisie devait influer sur la thérapeutique, et c'est un fait regrettable que pendant à peu près un demi-siècle la thérapeutique de la phthisie pulmonaire ait été autant négligée par les auteurs, dont les travaux et les recherches se sont spécialement dirigés sur les signes physiques établissant l'existence des tubercules. Nous possédons aujourd'hui des moyens précieux de diagnostic, la percussion et l'auscultation sont arrivées à un état que nul n'aurait pu prévoir. Usons largement de ces conquêtes modernes, qu'elles soient au profit de l'humanité; mais n'oublions pas le but réel de la médecine, la guérison ; et que la thérapeutique apparaisse de nouveau comme l'objet de nos recherches et de nos efforts les plus constants.

Je le disais il n'y a qu'un instant, c'est la localisation de la phthisie, c'est le fait de n'avoir vu dans la maladie que le tubercule et dans le tubercule rien autre chose qu'un *produit* accidentel local, sans état général préexistant, qui a nui à la thérapeutique. Toutefois les esprits les plus éminents n'ont pas cessé de proclamer que dans la phthisie il y avait autre chose que l'état local ; Laënnec attribuait la phthisie à une *diathèse*, et la même opinion a été émise par le professeur Andral, qui en combattant l'idée que l'irritation est la cause du développement du tubercule, ajoute : « l'irritation dans toutes ses formes et à tous ses degrés, exerce souvent une grande influence sur la production du tubercule, mais elle n'en est jamais que la cause occasionnelle, et son rôle se borne à mettre en jeu la prédisposition, qui sans elle eut pu rester plus ou moins longtemps cachée. »

Ne voit-on pas du reste tous les jours des praticiens, quoique professant la localisation et l'indépendance du tubercule, agir néanmoins comme s'il professaient des doctrines opposées. On se débat dans une théorie étroite, et au lit du malade on est entraîné malgré soi à agir en sens inverse.

Il faut donc tenir plus grand compte qu'on ne le fait souvent aujourd'hui de l'état général; se bien persuader qu'on soigne mal le *poumon* quand on veut trop abstraire l'*homme* ; et substituer enfin à la médecine stérile des drogues et des formules la médecine féconde des indications. Cette thérapeutique est la seule qui satisfasse la raison et qui conduise à de plus sérieux résultats.

On ne saurait donc considérer les tubercules comme constituant une maladie locale, mais bien comme la conséquence d'un état général, d'une diathèse. Le tubercule est un produit commun à plusieurs maladies constitutionnelles; loin de moi d'ailleurs la pensée de nier l'existence d'une diathèse tuberculeuse essentielle, que nous n'avons, hélas ! que trop souvent l'occasion d'observer. « Il est peu de maladies chroniques, disait déjà Andral en 1828, qui pendant leur cours n'aient été vues compliquées de tubercules pulmonaires ; l'époque où ceux-ci commencent à se développer est souvent alors fort difficile à saisir, parce que les symptômes de dépérissement qu'on observe *sont naturellement rapportés à l'affection chronique primitive.* »

Personne ne songe plus guère à nier l'existence du tubercule syphilitique ou du tubercule scrofuleux. Je ne suis plus seul à prononcer le mot de *Phthisie arthritique :* Le savant Inspecteur des Eaux-Bonnes n'a-t-il pas dit : « La phthisie arthritique est l'une des variétés les plus intéressantes à étudier, elle n'est pas rare chez les riches, et l'on en voit aux Eaux-Bonnes des cas nombreux, on la trouve rarement dans les hôpitaux ; c'est la phthisie la moins grave qu'on puisse rencontrer. »

Que la phthisie pulmonaire dans ses diverses formes,

ainsi que l'a indiqué avec beaucoup de talent mon excellent ami et confrère le docteur Allard, enlevé si prématurément à la science, appartienne à la période cachectique de certaines maladies constitutionnelles, ou qu'elle se trouve seulement en état de coexistence avec ces maladies, il ne faut pas oublier que les indications thérapeutiques sont fournies bien plus par la maladie constitutionnelle que par la tuberculose elle-même. Il n'est que trop vrai aussi qu'à une période avancée de certaines maladies constitutionnelles se terminant par la tuberculisation, celle-ci occupe souvent toute la scène pathologique, et sa propre cause morbifique, scrofuleuse ou arthritique semble s'effacer devant elle, qui devient vraiment la maladie générale et la cause directe des plus graves accidents. Heureusement l'intervention médicale n'est pas aussi tardivement demandée, car c'est au début de la phthisie pulmonaire que le médecin peut espérer de guérir encore, pourvu qu'il choisisse comme champ d'observation le terrain morbide constitutionnel, sur lequel la tuberculisation se développe et va se développer de plus en plus.

Quand on considère la marche de la phthisie pulmonaire, on peut distinguer des formes symptômatiques qui sont les sources des véritables indications thérapeutiques. Je m'attacherai plus spécialement à l'étude des trois formes que l'on rencontre fréquemment dans la pratique.

CHAPITRE VI.

PHTHISIE ESSENTIELLE A FORME ÉRÉTHIQUE OU NERVEUSE.

Est-il besoin de tracer ici un tableau de la phthisie à forme éréthique ? Le praticien n'a-t-il pas trop souvent l'occasion d'observer la marche insidieuse de cette terrible diathèse, sous l'influence de laquelle l'organisme tout entier se tuberculise lentement et silencieusement, parfois jusqu'à un moment plus rapproché du début où une congestion, une bronchite intercurrente détermine dans le parenchyme pulmonaire une fonte rapide. La vie est profondément atteinte dès le début de l'affection, et l'on doit attribuer à la nature particulièrement nerveuse des malades cette désharmonie des symptômes, qui dès le principe jette l'illusion sur la naissance du mal, et explique difficilement la rapidité de la fin. La phthisie éréthique imprime à ses victimes une physionomie particulière, une allure caractéristique qui permet rarement de la méconnaître. Le début en est si variable, que souvent on ne la reconnaît que lorsque déjà elle touche à sa terminaison fatale. Elle commence le plus ordinairement par une petite toux sèche, ce qui fait dire mal à propos qu'elle est souvent le résultat d'un rhume négligé. Cette toux persiste quelquefois pendant des années sans qu'il vienne s'y joindre aucun symptôme, et si pendant ce temps la mort survient par une maladie étrangère aux poumons, on trouve dans l'organisme une multitude de tubercules très-petits. Assez souvent l'hémoptysie est le premier signe qui éveille l'attention, peu à peu s'établissent une expectoration muquese et une fièvre continue qui présente ordinairement des redoublements, l'un vers midi et l'autre au commencement ou vers le milieu de la nuit, avec accompagnement de sueurs abondantes vers le matin. Quelquefois aussi aux sueurs colliquatives se joint une diarrhée débilitante, qui détruit insensiblement les forces musculaires qui s'étaient conservées jusque-là. Dès que la fièvre hectique est établie, l'amaigrissement fait des progrès plus ou moins rapides ; à ce cortège symptômatique viennent s'ajouter encore des phénomènes nerveux de toute nature, les nuits sont agitées, sans sommeil, la toux devient brève, fréquente, irritable. Le malade est dans un état de surexcitation nerveuse qui augmente sans cesse et qui se traduit physiquement, ou par de la névralgie intercostale, ou par une extrême fatigue dans les membres.

Plus tard les sueurs nocturnes qui s'étaient montrées jusque-là par intervalles aux membres inférieurs, gagnent la région supérieure, la tête et la poitrine, et leur abondance jette le malade dans un état de prostration désolante. La diarrhée d'un autre côté s'établit avec une telle opiniâtreté, qu'elle résiste à tous les moyens thérapeutiques. Il n'en faudrait pas tant pour épuiser et abattre l'organisme déjà réduit à un état de marasme effroyable par la longueur de ce travail morbide, et par l'exubérance d'une expectoration dont la science peut à peine s'expliquer la source et la quantité.

C'est dans cette forme de phthisie éréthique que l'on rencontre quelquefois la phthisie dite galopante, à cause de sa marche rapide vers une terminaison funeste. Le malade succombe en effet après 5 ou 6 semaines à partir du début des accidents, dans un état d'émaciation analogue à celui qui arrive dans le cours des fièvres graves, mais nullement comparable à cet amaigrissement qui accompagne la phthisie ordinaire.

Faisons, en terminant ce chapitre, une réflexion consolante ; si, comme le veulent Bayle, Laënnec et tant d'autres, la phthisie doit être nécessairement arrivée à la 3me période pour donner des chances de guérison ; si la nature, selon ces auteurs, ne se montre quelquefois souveraine contre le tubercule qu'après la phase d'excavation, ne suis-je pas en droit de croire avec le bon sens médical à la curabilité du mal, à mesure qu'il est attaqué plus près de son début, et de concevoir l'espérance du rétablissement des phthisiques jusqu'au bout de la maladie; il y aurait ce me semble non pas seulement cruauté, mais inconséquence à m'interdire cette conclusion toute morale.

CHAPITRE VII.

PHTHISIE A FORME TORPIDE OU SCROFULEUSE.

Une autre forme de phthisie se rencontre surtout chez les sujets lymphatiques et doit se rattacher assurément à la scrofule. Contrairement à ce que nous avons constaté pour la forme précédente, il n'y a pas à craindre ici les excitations même locales, et c'est ainsi que l'on voit les crises intercurrentes avoir un heureux résultat.

Tout ce qui donne du ton à l'organe et concourt aux synergies vitales influence heureusement le sujet malade. On connaît la tendance des organismes scrofuleux aux longues et abondantes suppurations. La phthisie torpide est donc celle des vastes cavernes, des expectorations intarissables, des signes stéthoscopiques et plessimétriques hâtifs et nombreux.

Dans cette forme la phthisie s'annonce par certains antécédents qui ne doivent pas échapper à la prévoyance médicale. Le début de l'affection est presque latent, et l'examen attentif de la poitrine peut seul en révéler l'existence. Sa marche est tardive, souvent elle n'est pas continue et présente des rémissions. Le ramollissement des tubercules pulmonaires ne s'annonce en général que par un changement survenu dans les signes physiques. La fièvre hectique qui marque si bien le début de la 2me période dans la phthisie essentielle fait ici complétement défaut. La dyspnée n'est véritablement apparente qu'après un exercice actif ; mais, si chez les scrofuleux on rencontre des cas de phthisie qui marchent lentement, c'est que chez eux les lésions sont peu étendues, et que les poussées morbides sont séparées par de longs intervalles.

M. Bazin, cet éminent clinicien qui a le plus insisté sur la nécessité de distinguer la phthisie torpide de la phthisie essentielle, le reconnaît quand il dit : « En général il n'existe des tubercules que dans un seul poumon, ce qui peut expliquer jusqu'à un certain point la bénignité des symptômes et la longue durée de la maladie. » J'en ai la conviction, en effet, c'est dans le peu d'étendue de la lésion pulmonaire chez quelques scrofuleux, qu'il faut chercher la cause de bénignité des symptômes.

Les malades éprouvent dans leurs divers appareils pendant la marche de la maladie certains troubles dont le principe est toujours un affaiblissement progressif. Ainsi, du côté de l'innervation il y a paresse, inaptitude aux travaux intellectuels ; du côté des voies digestives, l'appétit est diminué, il y a des nausées fréquentes et des vomissements à la suite des écarts de régime ou se renouvelant sans cause connue ; du côté des voies respiratoires, la toux est catarrhale, la respiration courte, un essoufflement facile souvent sans signes confirmatifs du thorax, et sans mouvement fébrile apparent. Mais d'un autre côté si les altérations pulmonaires sont très-étendues, la maladie prend des allures rapides et peut se terminer par une bouffissure générale, c'est-à-dire par une infiltration séreuse commençant par les extrémités inférieures et gagnant insensiblement tout l'organisme ; l'expectoration devient chaque jour plus abondante, et l'épuisement général est la conséquence forcée de cette forme de phthisie, contre laquelle la médecine offre dans la majorité des cas des ressources immenses jusqu'à la fin.

CHAPITRE VIII.

PHTHISIE A FORME ARTHRITIQUE OU RHUMATISMALE.

Il est une troisième forme de la phthisie caractérisée par la prédominance de la dyspnée, moins grave que la précédente, qui, elle-même l'est moins que la première; je veux parler de la phthisie que l'on voit accompagnée d'antécédents ou de manifestations rhumatismales ou goutteuses, et que je crois pouvoir légitimement nommer phthisie arthritique. Si dans les formes précédentes on voit les systèmes nerveux et lymphatiques attirer surtout l'attention du médecin par leurs troubles fonctionnels, le système sanguin semble jouer le rôle principal dans cette forme de phthisie. Ici s'observent en effet ces mouvements congestifs si fréquents, éphémères ou permanents, cette alternance de pléthore pulmonaire.

La congestion du poumon constitue souvent cette espèce de phthisie, qui n'est autre chose que la phthisie granuleuse de Bayle, sorte de pneumonie chronique dont personne n'a oublié la description donnée par M. Andral. On sait que pour le savant professeur, les granulations pulmonaires de Bayle ne sont pas une production accidentelle, ni des ganglions lymphatiques, mais le résultat d'un grand nombre de phlegmasies partielles vésiculaires au milieu du parenchyme pulmonaire. Mais comment s'opère la transformation tuberculeuse de ses hyperémies successives ? Quelle en est la loi vitale ? L'évolution cachectique et l'idiosyncrasie des malades donnent une raison suffisante de ce phénomène morbide, lié à la période ultime des maladies chroniques ; mais la transformation tuberculeuse n'est pas toujours constante, le parenchyme pulmonaire hyperémié a une fréquente tendance à l'induration, et l'on voit alors le malade vivre dyspnéique, quand l'organisme parvient à s'habituer à cette partie de parenchyme pulmonaire modifié. Dans d'autres cas un travail d'élimination s'opère avec fonte purulente, et production de cavernes qu'il ne faut pas confondre avec les phénomènes analogues de la phthisie essentielle. Dans le premier cas il y a dans le poumon un travail de dégénérescence ; dans le second il y a un travail d'élimination qui entraîne quelquefois la mort, mais qui finit aussi plus souvent qu'on ne pense par la cicatrisation, car les phthisies graves guéries sont ordinairement observées chez des rhumatisants.

Voyons maintenant quels sont les principaux symptômes de cette forme de phthisie, dont le docteur Allard a donné un aperçu si clair. Un sentiment de malaise dans l'intérieur de la poitrine, d'oppression vague au début, puis très-prononcé s'observe ordinairement dans le cours de cette maladie. Cette oppression n'est d'ailleurs pas constante, mais elle est rappelée par tout exercice un peu violent, la marche rapide et surtout l'action de monter. Elle se traduit par une sorte de poids qui comprime la partie supérieure de la poitrine, et surtout le point congestionné dont le malade a la sensation positive ; la douleur vague mal déterminée appartient surtout aux congestions du poumon ; les parois thoraciques sont quelquefois atteintes de douleurs assez vives qui prennent rarement le caractère aigu de la névralgie. La région diaphragmatique peut être aussi le siége de douleurs qui subissent à un haut degré l'influence des variations barométriques et thermométriques. La parole fatigue le malade, et quand la congestion est faite, elle devient brève et saccadée. L'hémoptysie est un phénomène important dans la phthisie artrhitique, mais non constant ; quand un crachement de sang peu abondant se déclare, il constitue souvent un phénomène heureux, qui en décongestionnant l'organe évite la mort par compression ou par asphyxie. Celui-ci se produit brusquement sans prodrômes au milieu de la nuit, à la suite d'une émotion ; dans une promenade le malade est pris d'une petite toux sèche suivie d'un crachat de sang pur, à moins qu'un catarrhe bronchique n'existe déjà, des filets de sang traversent alors les mucosités catarrhales arthritiques. Le sang très-faiblement mélangé d'air est d'un rouge opaque tenant le milieu entre celui du sang veineux et celui du sang artériel. Ces crachats sont quelquefois en petit nombre, isolés, le sang reparaît plusieurs jours de suite pour disparaître brusquement ; d'autres fois il arrive en telle abondance et la toux expulsive est si rapprochée, que l'asphyxie est imminente par suite de la difficulté que le malade éprouve à respirer au milieu de cette toux et de cette expectoration incessante. La fièvre ne tarde pas à s'allumer, un amaigrissement progressif accompagné de sueurs nocturnes fait tomber le malade dans une prostration extrême, et c'est alors qu'il doit absolument être soustrait aux influences pernicieuses des climats froids et humides.

Si dans le tableau rapide que je viens de tracer des trois formes, que dans la pratique la phthisie pulmonaire offre le plus souvent à notre observation, j'ai cherché à isoler les types ; il serait souvent illusoire de vouloir les rencontrer aussi nettement définis. Sans parler de ces cas indécis qui souvent embarrassent si fort le médecin, faute de signes suffisants pour asseoir le diagnostic, il faut tenir compte des coexistences morbides possibles, car on voit très-souvent le même malade présenter des manifestations appartenant à des maladies constitutionnelles diverses. Les tempéraments nous offrent aussi de ces coexistences qui sont des sources d'indications; l'étude de ces nuances morbides appartient au génie du praticien, au tact médical. Sans confondre les maladies constitutionnelles entre elles pas plus que les tempéraments entre eux, il serait dangereux de ne pas reconnaître des états morbides dont les indications doivent être diverses. C'est ainsi que dans la recherche de l'indication, le médecin ne devra pas seulement considérer la cause morbifique, la nature de la maladie, mais le tempérament, la constitution et la manière d'être générale du malade, qui ne vit pas seulement par une partie de son tout, mais par la synergie de toutes ses puissances dans son unité. A ce point de vue on peut dire que chaque sujet est malade à sa manière, à la condition que l'on ne considère son état morbide que comme une des variétés innombrables de types définis.

CHAPITRE IX.

TRAITEMENT HYGIÉNIQUE DE LA PHTHISIE PULMONAIRE.

Le traitement de la phthisie doit être hygiénique et curatif.

Le traitement hygiénique est d'une importance majeure dans toutes les formes et dans toutes les périodes de la phthisie, puisque sans lui on ne saurait espérer aucune amélioration des moyens thérapeutiques les mieux combinés ; tel phthisique obtiendra un mauvais résultat de l'hivernation sous un climat choisi, tel autre tirera un excellent parti d'une station médiocre, parce qu'il saura la faire valoir et lui prendre ce qu'elle a de bon. Ainsi les précautions à l'arrivée et au départ, l'habitation, l'alimentation, les vêtements, les promenades formeront les principales divisions du traitement hygiénique.

1° *Précautions à l'arrivée et au départ.*

Le docteur anglais, Henry Bennet, a traité avec un rare talent cette question d'hygiène, si intéressante pour les malades qui viennent du Nord chercher la santé sous notre climat. Je ne saurais donc mieux faire que de lui emprunter quelques-unes de ses justes réflexions.

Le passage subit d'un climat du Nord à un climat du

Midi, peut entraîner pour la santé une influence nuisible, qui existe pour les forts et les bien-portants, et *a fortiori* pour ceux dont la constitution est faible ou atteinte par la maladie. Il convient donc de prémunir le malade contre les dangers auxquels peut donner lieu le changement subit de climat, et que rend possible la rapidité de communication des voies ferrées.

En Octobre les malades quittent l'atmosphère humide du Nord, lorsque le temps est déjà froid et que les matinées et les soirées sont brumeuses. En seize ou vingt heures on est arrivé dans notre région méditerranéenne sèche et chaude, où l'on trouve encore l'été. Le foie et la peau sont rappelés à l'activité d'une manière violente et brusque ; il en résulte de la diarrhée, des embarras bilieux plus ou moins graves et une irritation sur la peau, la diarrhée est tellement commune que peu de septentrionaux y échappent. Dans mon opinion les personnes du Nord valétudinaires malades ou en bonne santé feront bien de n'arriver dans le Midi que vers la fin d'Octobre ; le temps frais de l'Automne n'y commence que vers le milieu de Novembre.

Au commencement de Mai les malades aspirent au retour, et sont fatigués d'être absents de chez eux depuis six mois ; une fois commencé le voyage qui les ramène dans leurs foyers est en général poursuivi avec rapidité, et plusieurs arrivent à Paris ou dans le Nord dès les premiers jours de Mai, beaucoup trop tôt pour leur bien. C'est une humidité froide que trouvent ordinairement les malades à leur retour dans leur pays. Les fonctions de la peau et du foie qui étaient déjà en pleine activité, sont subitement enrayées si le voyage a été rapide ; il en résulte pour les poumons et les reins un surçroît immédiat et considérable d'action, qui occasionne très-souvent de violentes attaques de grippe, de bronchite et d'hémoptysie.

Après avoir signalé le mal il faut indiquer le remède qui consistera à ne pas tenir compte des facilités offertes par les voies rapides, et à effectuer les voyages, soit du Nord, soit du Midi, de manière à n'affronter les changements considérables qu'ils devront amener, qu'après s'y être d'avance acclimaté. Le voyage du Nord au Midi sans hâte et à loisir permettra à l'économie de s'accoutumer graduellement au changement de climat ; Paris, Dijon, Lyon, Marseille, offriront aux malades venant du Nord, des stations intermédiaires avant d'arriver au but du voyage, la même voie pourra être suivie par les malades à leur retour dans le Nord.

Il est bien entendu que quand les différences climatériques du point de départ et du point d'arrivée sont moins tranchées, quand les distances sont moins longues, on peut se dispenser en partie de la rigueur de ces précautions, mais elles ne doivent cependant jamais être omises d'une manière complète.

2° *Habitations.*

Dans la description géographique que j'ai faite des principaux quartiers du littoral et de la campagne de Cannes, j'ai indiqué au point de vue médical les emplacements qui me semblaient le mieux convenir à telle ou telle forme de la phthisie. Le littoral et toute la zone des collines qui lui est contiguë à l'Est et à l'Ouest, conviennent essentiellement aux phthisiques à tempérament lymphatique et scrofuleux.

Les vallées de la campagne de Cannes qui sont surtout abritées des vents humides de la mer et des vents froids de la montagne, seront plus particulièrement recherchées par les phthisiques à tempérament nerveux, qui ont besoin d'un air tiède et calme.

Les coteaux et les mamelons, où règne constamment une température douce et chaude à l'abri des vents nuisibles, trouveront une application heureuse dans la phthisie à forme rhumatismale.

Le choix de la maison qu'on habite, de son emplacement, de l'exposition, de la chambre à coucher et des autres pièces, la précaution de ne sortir qu'à certaines heures du jour, sont autant de moyens de se procurer une température constante et agréable.

Il faudra se garantir absolument du Mistral (vent du Nord-Ouest) qui non seulement est froid, mais qui amène brusquement dans la température un abaissement de 4 où 5°; toutefois, j'ai hâte d'ajouter qu'il souffle bien rarement dans notre contrée, qui est protégée directement par toute la chaîne de l'Estérel.

En ce qui concerne l'exposition de l'habitation, le Midi devra être naturellement choisi; mais non pas le Midi direct, à moins que l'appartement ne se compose de pièces placées sur une même ligne, et recevant du soleil la même température. Si au contraire les malades habitent un appartement double, c'est-à-dire, dont la moitié regarde le Midi, et l'autre moitié le Nord, et s'ils passent sans précaution des uns aux autres, ils ressentiront une impression de froid extrêmement pénible. Dans ce cas une orientation intermédiaire, celle de l'Est à l'Ouest par exemple, sera préférable en ce sens qu'elle assurera à toutes les chambres de l'appartement le bénéfice d'une insolation successive. Toutes choses égales d'ailleurs, et même en l'absence du soleil, l'exposition influe d'une manière remarquable sur la température des habitations ; ce sont là des particularités toutes locales qu'il faut cependant connaître, et qui font que la direction d'un médecin est fort utile pour le choix d'une habitation.

3° *Alimentation.*

Le but de la thérapeutique est de maintenir la nutrition dans le meilleur état possible. Ce sera donc dans l'alimentation que l'hygiéniste devra chercher les moyens de maintenir ou de rétablir la nutrition qui menace de s'altérer ou qui l'est déjà. On a conseillé tantôt une alimentation à base de viande blanche et de lait, tantôt une alimentation composée surtout de viandes de bœuf et de mouton peu cuites et même crues. Mais si le régime doit être fortifiant et réparateur chez les individus prédisposés à la phthisie ou déjà phthisiques, il ne peut avoir ce double avantage qu'autant que les aliments seront pris avec plaisir et bien digérés ; il convient donc ici de s'abstenir de tout système préconçu, et d'aproprier les aliments au goût et aux facultés digestives de chacun ; on tiendra compte en même temps du tempérament individuel et de la forme que la phthisie peut emprunter à ce tempérament.

On doit éviter la monotonie de l'alimentation qui finit par fatiguer l'estomac, c'est pourquoi on associera aux viandes rôties de bœuf et de mouton des viandes blanches, du poisson, du laitage, des fécules, des légumes, des œufs, etc. Cette alimentation mixte sera préférable à l'usage exclusif des viandes rôties et saignantes ou de la diète lactée pure. Toutefois, celle-ci est mieux supportée que l'autre et j'en parlerai un peu plus loin.

Disons en passant un mot de l'emploi de la viande crue combinée avec celui d'une potion alcoolique (100 *grammes d'alcool à 20 degrès pour* 300 *grammes d'eau*), laquelle est administrée par cuillerées dans les vingt-quatre heures. L'auteur de cette médication, M. le professeur Fuster, de Montpellier, fesait prendre par jour à ses malades 100 à 300 grammes de viande crue de bœuf ou de mouton, sous forme de bols roulés dans du sucre. Or, le même système a été appliqué à Lariboisière, on ne peut plus conciencieusement, et l'on a vu se produire chez un certain nombre de sujets une répugnance telle pour ce régime, qu'il a fallu y renoncer. J'ai moi-même employé cette médication dans ma pratique, et je dois dire qu'elle n'a pas toujours réalisé tout ce que je pouvais en espérer. Le médecin fera bien de combiner avec les analeptiques fibrineux les féculents et surtout les corps gras, parmi lesquels on doit ranger en première ligne le lait.

Il est démontré aujourd'hui que le lait n'est point, ainsi que le pensaient les anciens, un spécifique de la phthisie, mais qu'il constitue surtout un véhicule agréable, dont la valeur thérapeutique réside dans la grande abondance des matières grasses qu'il contient. On ne saurait en effet méconnaître que les principes hydrocarbonnés peuvent concourir à la combustion pulmonaire et interstitielle, en même temps que l'introduction des corps gras dans l'économie ralentit le mouvement de la désassimilation organiqne, et diminue ainsi l'amaigrissement.

Le lait de vache et le lait de chèvre contiennent plus de beurre et de caséine que le lait d'ânesse, mais celui-ci est laxatif, plus sucré, plus calmant et convient particulièrement aux tempéraments nervoso-sanguins, chez lesquels existe un certain éréthisme bronchique. Le lait, quel qu'il soit, est d'autant meilleur qu'il est plus frais, autant que possible il convient de le prendre après la traite. Faut-il le sucrer ou le saler ? Le sucre le rend plus digestible pour certaines personnes, le sel peut en faire un médicament, mais dans ce cas il importe que que le lait reçoive le degré convenable de salure par l'intermédiaire de l'animal. Ainsi, M. A. Latour, qui a le premier appelé l'attention *sur le lait chloruré*, a donné le conseil de mêler aux aliments de la chèvre 12 à 15 grammes de sel les premiers jours, puis d'augmenter tous les cinq jours de 5 grammes jusqu'à 30 grammes, dose qu'il est inutile de dépasser. Les malades prennent un litre de ce lait par jour.

Revenons aux corps gras et parlons des huiles de poisson. Les huiles de poisson sont d'un usage banal dans le traitement de la phthisie. En général on préfère celle de morue, comme ayant été soumise à une plus large expérimentation ; quant à l'espèce particulière d'huile de morue, il est peu important de la choisir attendu que les doses d'iode ou de brome que contiennent ces huiles sont sans valeur, et que celles-ci n'ont de propriétés thérapeutiques, que celles qu'elles doivent à leur principe gras. C'est donc ici une affaire de goût et de tolérance.

En général, on donne l'huile de foie de morue à jeûn, c'est un mauvais mode d'administration, toutes les substances grasses étant mal digérées à jeûn ; il vaut mieux la prescrire immédiatement avant ou après le repas et faciliter sa digestion par l'exercice au grand air. L'huile de morue agit mieux à petites doses (2 *cuillerées à bouche au plus par jour)* qu'à doses plus élevées ; il est certain qu'une pareille substance devant être administrée pendant long-temps, doit être donnée avec réserve, et toujours en proportion de la tolérance qui s'exerce à son égard. Chez les personnes que tourmentent des renvois après l'ingestion de l'huile, l'administration successive de celle-ci et du vin de quinquina donnés isolément prévient les renvois, en facilitant la digestion parfois pénible de cette substance. Les sirops de gentiane, d'écorce d'oranges amères, ainsi que le café noir produiraient au besoin le même résultat.

Un fait qui prouve que l'huile de foie de morue n'agit pas comme liquide nutritif, c'est qu'elle n'est ordinairement efficace, qu'autant que l'embonpoint renaît sous son influence. Si l'huile est bien digérée, si la nutrition s'améliore, ce dont l'augmentation du poids et de l'embonpoint est le signe ostensible, les troubles thoraciques diminuent proportionnellement. Maintenant l'huile de morue convient-elle indistinctement à tous les degrés de la phthisie ? Non sans doute. Je la crois surtout avantageuse au début de la phthisie, et lorsqu'il n'y a pas de fièvre. S'il y a au contraire de la fièvre, de l'anorexie et de la diarrhée, elle est mal tolérée et nuisible ; alors le lait peut lui être substitué utilement, parce qu'il agit d'une manière efficace dans la diarrhée fébrile.

3° *Vêtements.*

Les vêtements sont surtout essentiels pour entretenir la chaleur du corps, le mettre à l'abri des effets funestes des variations brusques de la température et pour entretenir les fonctions cutanées. S'il est utile de se couvrir, de se soustraire à l'influence des agents extérieurs, il ne faut pas non plus exciter par des couvertures trop épaisses une abondante sueur, qui en amollissant la peau peut rendre le corps sensible au moindre refroidissement.

Les vêtements doivent varier selon le climat et la température des saisons. En général même chez les tuberculeux, les vêtements doivent être légers en été et chauds en hiver ; mais ces conditions veulent être remplies avec soin, de façon que le malade ne puisse pas souffrir des variations de température. Aussi voyons-nous constamment sur notre littoral, surtout chez les personnes soucieuses de leur santé, faire ce qu'elles appellent trois toilettes par jour, afin de se soustraire au froid du matin et du soir, ainsi qu'à la chaleur trop forte du milieu du jour.

Tout individu menacé d'affections tuberculeuses doit se soumettre aux vêtements de laine de la tête aux pieds ; en effet ce genre d'habillement maintient la chaleur autour du corps, par son frottement il produit une irritation locale cutanée qui entretient la perspiration ; il ne condense pas la transpiration ; la vapeur d'eau peut le traverser d'autant plus facilement que son tissu est plus lâche. Enfin même, losque la laine est imprégnée de sueur, elle ne produit pas cette sensation de froid que l'on ressent toujours avec la toile ou le coton.

Je conseillerai l'usage des chaussettes et des bas de laine, qui ont surtout l'avantage d'éviter ces froids de pieds, auxquels on est si souvent redevable de bronchites intenses, qui viennent déterminer la sécrétion des tubercules dans le tissu pulmonaire. Le gilet de flanelle tiendra aussi une large place dans le costume, et bien que le caleçon de même étoffe soit moins utile, il est pourtant bon de s'y accoutumer. Je ne puis passer sous silence le cruel abus du corset ; bien des auteurs ont déjà essayé de le détruire et bien que chacun en particulier reconnaisse ses terribles effets, personne ne veut l'abandonner. Repoussons donc tous ces liens qui emprisonnent le corps, gênent la respiration, la circulation, la digestion elle-même et peuvent favoriser le développement des tubercules.

5° *Promenades.*

Une précaution d'une importance capitale et sur laquelle on ne saurait trop insister, c'est de ne jamais faire de promenades hasardeuses, c'est-à-dire sans avoir, au préalable, consulté l'état du ciel, la direction et la force du vent, l'élévation de la colonne barométrique. En général, sous notre climat, les malades ne doivent jamais sortir avant onze heures, et doivent rentrer avant quatre heures du soir; encore faut-il que le temps soit irréprochable, au cas contraire la limite de midi à trois heures ne doit pas être dépassée.

Les relevés thermométriques de notre station nous montrent en effet : 1° que c'est de midi à trois heures que l'intensité calorifique atteint son maximum; 2° que les variations d'une heure à l'autre sont moins marquées à cette période de la journée qu'à toute autre. C'est ainsi qu'à Cannes la température moyenne de 2 heures étant de 11°, celle de 5 heures n'est que de 9° 3", c'est-à-dire qu'il y a déjà 1° 7" de différence. Ces écarts de la température peuvent être considérés comme insignifiants, mais comme notre station présente habituellement un accroissement de la brise quand le soleil décline, il en résulte que la sensation frigorifique s'en accroît d'autant. Les promenades du soir et du matin doivent être formellement interdites; car le matin à 9 heures par exemple, on constate une différence de + 5° entre la température du matin et celle de midi, c'est-à-dire qu'elles varient de plus de moitié. Les promenades doivent se faire à pas modéré, et si la brise est assez forte, il convient d'éviter la transition des lieux éclairés par le soleil à l'ombre et des endroits abrités à ceux qui ne le sont pas.

Il faut aussi choisir, autant que possible, un terrain plat ou à pente très douce. L'état habituellement emphysémateux des poumons et enfin la disposition du phthisique aux crachements de sang expliquent la nécessité de cette précaution. Une promenade véritablement hygiénique devra se composer de deux éléments, l'exercice musculaire et la distraction, elle sera incomplète dès que l'un des deux éléments lui manquera. L'exercice du cheval employé avec modération permettra aux malades d'étendre, sans fatigue, le domaine de leurs excursions.

Il est inutile d'insister sur la nécessité de s'abstenir complétement de toute réunion, de tout plaisir exigeant des sorties du soir ou du matin, ou imposant une dose d'activité qui excède les forces. Il faut absolument que les malades s'y résignent, sous peine de perdre les profits d'un voyage dispendieux et fatigant.

CHAPITRE X.

TRAITEMENT CURATIF.

1° *Tartre stibié.*

La médication vomitive inaugurée par Hippocrate, a été mise en cause de nos jours par deux éminents professeurs, MM. Monneret et Fonssagrives. C'est dans leurs ouvrages que j'ai puisé les considérations thérapeutiques que je soumets à mes lecteurs. L'emploi de ce médicament m'a rendu trop de services dans ma pratique médicale, pour que je n'aie garde d'attirer l'attention des malades sur ce précieux moyen de ralentir la marche de la phthisie, à la condition qu'il soit manié avec opportunité et hardiesse.

C'est à dose rasorienne (*fractionnée*) que le célèbre professeur de Montpellier donne ce médicament et surtout dans la phthisie à marche fébrile. Son but est d'enlever le mouvement fébrile qui a lieu le soir, de permettre l'élimination de la matière tuberculeuse ramollie, puis la cicatrisation des cavernes, tout en empêchant le dépôt de nouveaux produits morbides, et en évitant autant que possible toute perturbation digestive et surtout les vomissements. Pour cela, il faut administrer l'émétique avec les précautions propres à amener presque d'emblée la tolérance ; l'association d'une préparation opiacée et d'une eau distillée aromatique à des doses journalières de 20 à 30 centigrames de tartre stibié, permet dans le plus grand nombre des cas d'atteindre aisément ce résultat. Cependant, il a paru préférable au professeur Fonssagrives de remplacer le véhicule de la potion par une macération de quassia-amara, chez les personnes dont l'appétit et l'estomac ont besoin d'être stimulés. D'un autre côté, si l'état du cœur est très excitable et que l'énergie de ses battements fasse pressentir un crachement de sang, il ajoute à la potion soit un peu de digitale sous forme de teinture alcoolique, soit sous forme de dissolution de 1 à 3 granules de digitaline. Le passage du 1er au 2me degré de la phthisie est la véritable période d'opportunité pour l'emploi de l'émétique ; il peut encore être employé avec de grands avantages dans la période d'excavation pulmonaire, si le malade ne présente aucun des symptômes ultimes, qui précèdent de peu la mort, et qui constituent une contre-indication formelle ; tels que pouls dépressible, mal calibré, 110 pulsations sans chaleur à la peau, état rouge lisse et dépourvu d'épithelium de la langue, sensibilité épigastrique, diarrhée et laryngite ulcéreuse ; employer la médication stibiée dans de pareils cas, c'est en même temps en compromettre la valeur et accélérer le terme fatal.

La potion stibiée est administrée d'heure en heure et par cuillerée à café ; on en augmente la dose à mesure que la tolérance s'établit, et elle a lieu ordinairement au bout de 12 à 24 heures. Les malades peuvent alors se lever quelques instants, quand la fièvre tombe d'une manière sensible au bout de 10 à 20 potions à 20 centigrammes. Le malade étant soumis d'ailleurs à un régime tonique et substantiel qu'il supporte et utilise très-bien, on réduit de moitié, soit à 10 ou 15 centigrammes la dose initiale de tartre stibié, et on continue ainsi pendant un temps variable. C'est chose merveilleuse que la solidité de cette tolérance une fois qu'elle est établie, une seule circonstance peut la compromettre, c'est le défaut d'appétit. On peut fixer la durée de cette médication entre un mois au minimum et trois mois au maximum.

La phthisie à forme torpide, dans laquelle il n'y a pas de fièvre, contre-indique l'usage de l'émétique.

La phthisie dite galopante est réfractaire dans tous les cas à l'action de cette médication, ainsi que la phthisie acquise que l'on rencontre quelquefois chez les individus primitivement vigoureux, à forte stature et à poitrine bien développée. C'est surtout dans la phthisie classique, héréditaire, à forme *éréthique*, que la médication stibiée déploie souvent une efficacité remarquable, en provoquant dans la marche de l'affection ce temps de répit, qui conduit les phthisiques à une longévité raisonnable.

Une condition essentielle pour que le tartre stibié soit indiqué, c'est qu'il y ait de la fièvre. Les données physiologiques permettent de considérer la fièvre hectique augmentant le soir et terminée par des sueurs, comme une véritable fièvre de ramollissement ou de suppuration. Quand la fièvre s'allume, on peut en conclure que les vésicules pulmonaires qui entourent le tubercule, s'enflamment, s'indurent et se pénètrent d'une lymphe plastique qui les rend imperméables à l'air. C'est donc contre les pneumonies vésiculaires microscopiques que l'émétique déploie toute son efficacité; il arrête le mouvement fébrile, et avec lui ce travail de désorganisation, dont la fièvre n'est que le reflet.

Le tartre stibié ne guérit pas la phthisie, mais il ralentit ou arrête mieux que nul autre agent le travail de désorganisation du tissu pulmonaire, et il peut, quand il est bien manié, prolonger singulièrement la vie des tuberculeux. Voilà ce que le tartre stibié peut donner, voilà même tout ce qu'il peut donner; lui demander plus, c'est discréditer gratuitement une médication que je crois sérieusement utile.

2° *Bromure de Potassium.*

Le bromure de potassium né d'hier, est à peine

connu dans son action thérapeutique qu'il a reçu des applications multiples, et que, dans son emploi général, chaque jour lui en crée de nouvelles ; mais c'est aux laborieuses recherches du savant professeur Gubler, que l'on doit aujourd'hui la connaissance sédative de ce métalloïde, et son action hyposthénisante sur les muqueuses du larynx et du pharynx. C'est lui qui le premier en 1860 l'a employé pour calmer l'irritation gutturale, les toux quinteuses et spasmodiques, soit de laryngo-bronchite, soit de tuberculisation pulmonaire.

Le bromure de potassium tempère l'éréthisme nerveux de la fièvre, et abaisse la température en même temps que la fièvre. Le système circulatoire ressent aussi l'influence du bromure ; le cœur tempère et ralentit ses mouvements, la turgescence s'amoindrit et la fièvre diminue ; d'autres effets secondaires doivent dériver des précédents. Si la diurèse n'est pas excitée directement, elle est accrue consécutivement à la cessation de l'éréthisme nerveux. Quant à l'action antiphlogistique, le bromure la doit à sa double influence sur la circulation centrale et sur les capillaires sanguins, ou le système nerveux qui les régit. Il diminue par là les sécrétions des muqueuses et constitue un moyen excellent d'arrêter la diarrhée, et de supprimer d'une manière sensible l'expectoration qui épuise les malades. C'est surtout dans la laryngo-bronchite et les phthisies laryngées à forme *éréthique*, que j'ai employé cet agent thérapeutique, dont j'ai constamment retiré de bons effets. Sous son influence, les quintes de toux férique et spasmodique ont diminué, et un apaisement général a presque toujours succédé à des nuits d'insomnie et d'agitation. En même temps que le bromure calme les douleurs unies à la déglutition, et permet une alimentation plus réparatrice, il supprime aussi les sueurs et diminue la fièvre paroxystique du soir. Ce n'est pas à dire pour cela que le bromure doive exercer une influence décisive sur l'issue d'un mal qui est souvent au-dessus de toute ressource, mais dans la grande majorité des cas, je l'ai vu manifestement en atténuer la gravité et en ralentir le progrès.

3° *Arsenic.*

La médication arsenicale est une de celles qui peuvent séduire le praticien, et non pas par de vains efforts, mais par un rationalisme qui frappe tout d'abord. En effet, l'arsenic est ici un médicament qui agit localement et généralement ; c'est un excitant général, il rend la circulation plus rapide, la respiration plus facile, chasse la fièvre et donne un besoin d'activité. Quelles meilleures conditions peut-on demander ? La circulation qui augmente influe sur l'assimilation et la désassimilation qui se font mieux, et le besoin de mouvement vient aider à l'accomplissement de ces deux phénomènes. Quelques gens timorés auront peut-être une aversion préconçue pour le médicament qui peut devenir mortel, si une main savante ne l'administre avec précaution. Mais qu'est la crainte devant une mort fatale ? Malheureusement, l'arsenic ne guérit pas toujours la phthisie, mais il amende certains phénomènes morbides, et en fait disparaître d'autres. Cela est si vrai, qu'il ne se passe guère de jours que je n'ordonne à de malheureux phthisiques des préparations arsenicales dans l'intention de les soulager, de suspendre la fièvre, de faire renaître l'appétit, de diminuer la diarrhée.

C'est ordinairement pendant la 2e ou la 3e période de la maladie que la fièvre reparaît chaque jour vers 2, 3 ou 4 heures de l'après-midi, et surtout depuis sept heures jusqu'à onze heures du soir. Cette fièvre prend souvent une régularité parfaite comme si on avait affaire à une simple affection intermittente périodique. On peut supprimer ces accès de chaque jour en fesant prendre aux malades du sulfate de quinine ; mais il arrive aussi, dans ces cas nombreux, que le sel quinique ne supprime pas la fièvre ; qu'il produit la diarrhée et qu'il laisse craindre un danger plus grand à cause des hémorragies qu'il provoque. Dans ce cas l'acide arsénieux en solution, ou pris en granules est un succédané heureux et facilement applicable, il ne donne pas lieu aux accidents de sulfate de quinine, et guérit la fièvre, ou plutôt il en prévient le retour périodique. Cette amélioration due à l'arsenic est en général suivie de quelques autres bénéfices, tels que sommeil meilleur, digestion plus profitable, une sorte de retour des forces et de l'embonpoint : tous phénomènes secondaires à la cessation des phénomènes fébriles.

Le docteur Charier, a essayé le sirop d'arseniate de soude et de fer dans la phthisie laryngée avec aphonie. Les succès que ce praticien distingué a obtenus sont encourageants et de nature à ne plus faire désespérer de la possibilité, sinon de guérir, du moins de prolonger notablement la vie des sujets atteints de cette terrible affection.

Je me plais à citer, à propos de la médication arsenicale qui est aujourd'hui très répandue dans la thérapeutique, les conclusions d'un beau travail, que M. Moutard Martin a présenté à l'Académie de Médecine sur la valeur de cette médication dans le traitement de la phthisie pulmonaire :

« 1° La médication arsenicale a une action très positive sur la phthisie pulmonaire.

2° Son action est plus efficace dans la phthisie à marche lente et à forme *torpide* que dans les autres formes.

3° La phthisie à marche rapide et la phthisie *arthritique* ne sont nullement modifiées.

4° Dans un grand nombre de cas, même dans la phthisie avancée avec fièvre hectique, l'état général des malades est favorablement modifié pour un certain temps qui peut être assez long.

5° Les modifications de lésions locales ne se produisent que plus tardivement.

6° Un certain nombre de guérisons doit être attribué à la médication arsenicale, qui serait plus riche en succès, si les malades ne se croyaient pas trop tôt guéris et avaient plus de persévérance.

7° Pour être efficace il faut que le traitement soit longtemps continué.

8° L'arsenic doit être administré à doses extrêmement fractionnées.

9° Les doses quotidiennes n'ont pas besoin d'être élevées au-delà de 2 centigrammes.

10° L'arsenic est mieux toléré par les malades qui sont peu avancés, que par ceux qui sont arrivés à la période de consomption.

11° Quand on ne dépasse pas la dose de 15 milligrammes ou 2 centigrammes par jour, la tolérance peut être pour ainsi dire infinie.

12° L'action la plus manifeste de la médication arsenicale est une action reconstituante et secondairement modificatrice de la lésion pulmonaire ; peut-être même, l'arsenic a-t-il une action directe sur le tissu pulmonaire lui-même et sur le tubercule. »

4° *Phosphate de chaux.*

La phthisie à sa première période est curable, personne ne le conteste aujourd'hui. Lorsqu'un tubercule cru tend à la guérison, il se fait autour de lui un épanchement plastique qui l'isole, l'enkyste comme un corps étranger ; puis il est soumis à la resorption et subit la transformation crétacée. Ce travail curateur ne peut coïncider avec le retour de la perméabilité pulmonaire. Aussi existe-t-il encore de la rudesse dans le bruit inspiratoire et expiratoire, ou bien obscurcissement plus considérable de ces bruits. Dans un poumon que l'on peut appeler guéri, il existera donc des désordres tels, que toujours l'auscultation révélera en ce point la maladie passée, bien que l'on puisse considérer le malade comme en bonne voie de guérison.

J'ai souvent mis en usage dans le traitement de la phthisie pulmonaire à forme *arthritique*, le phosphate de chaux associé au bicarbonate de soude et au chlore de sodium, et voici les effets que j'ai pu observer à la suite de son administration.

Si la phthisie affecte la marche fébrile aiguë, mais que l'éruption tuberculeuse soit récente, cette médication que j'appellerai alcaline a une action puissante et positive. Cet état fébrile peut disparaître après avoir résisté aux moyens les plus rationnels, alors une amélioration sensible dans l'état général et local ne tarde pas à se manifester. Si la phthisie se présente avec sa marche lente plus habituelle, la petite fièvre du soir est ordinairement influencée très-favorablement par l'administration du phosphate de chaux ; l'appétit est augmenté, les digestions deviennent meilleures, il y a amélioration de l'état général, accroissement des forces, diminution et disparution graduelle des sueurs nocturnes, et presque toujours l'expectoration même abondante ne tarde pas à être supprimée à peu près complétement.

La toux est calmée assez vite dans certains cas, spécialement dans les phthisies de date récente, mais le plus ordinairement et surtout lorsqu'il y a des désordres pulmonaires un peu considérables l'action de la toux est plus lente, quoique assez sensible.

Malgré quelques insuccès, je ne connais aucun agent antituberculeux qui puisse donner des résultats aussi positifs dans la forme *arthritique* de la phthisie ; et les rétablissements obtenus me permettent d'affirmer qu'on réussira à guérir bon nombre de malades placés dans des conditions favorables, et chez lesquels la phthisie sera diagnostiquée et traitée à son début. Je parle de phthisie commençante, sans ignorer les difficultés de leur diagnostic ; cependant le diagnostic est toujours possible, et dans un cas douteux on ne devrait pas hésister, je le pense, à essayer un traitement qui n'a pas d'inconvénient sérieux, si l'on s'est trompé ; tandis que si la tuberculisation existe, il y a un danger extrême à la laisser marcher. Je crois aussi que le phosphate de chaux pourra être donné préventivement dans bien des circonstances. Il est important de ne pas soumettre trop long-temps le malade à l'usage du phosphate. Il faut savoir s'arrêter lorsqu'on a obtenu une certaine amélioration , sauf à recommencer si cette amélioration ne s'arrêtait pas. L'usage trop prolongé de cette médication pourrait engendrer une cachexie analogue à celle que l'on observe après la saturation de l'organisme par les alcalins.

C'est donc spécialement au commencement de la 1re période que le phosphate de chaux peut avoir une efficacité réelle, plus tard les chances de succès décroissent rapidement.

L'expérience que j'ai faite du phosphate de chaux sans addition de bicarbonate de soude, me donne lieu de croire que le sel calcaire trouvera encore une application heureuse dans la phthisie à forme *torpide* ; car dans les manifestations scrofuleuses, le mode d'action des substances calcaires est aussi prompt et aussi favorable, que celui des médicaments antiscrofuleux usuellement employés ; mais dans ce dernier cas, lorsqu'on aura cessé provisoirement ou définitivement l'usage du phosphate de chaux, il sera bon de soumettre quelque temps les malades à l'usage de l'huile de foie de morue.

5° *Eaux minérales.*

Tour à tour dépréciées et exaltées, les eaux minérales sont depuis quelques années l'objet de toutes les faveurs, de celles de la médecine, de celles du public et aussi de la mode, ce tyran inattaquable de la pauvre humanité. Cependant combien hésitent quand il s'agit d'envoyer leurs malades aux stations thermales, et combien d'erreurs sont commises tous les jours. Les médecins et les malades qui se sont laissés séduire par de nombreuses promesses savent seuls combien les déceptions sont nombreuses.

Les eaux minérales constituent pourtant un remède efficace à opposer aux maladies chroniques des voies respiratoires ; mais il faut que le remède soit administré à propos. En effet, toutes les eaux ne sont pas bonnes aux mêmes formes de la phthisie. Il importe donc d'étudier l'action élective des eaux, et la part qui revient aux conditions dans lesquelles se trouve placé le malade qui vient demander la santé et le soulagement.

Les eaux minérales, par la complexité de leurs conditions physiques et chimiques dans les trois formes de la phthisie, répondent à merveille à ces nuances pathologiques dont j'ai parlé dans le cours de cette étude. Celles du Mont-Dore qui sont des eaux bicarbonatées mixtes arsenicales sont au plus haut point altérantes des fonctions d'innervation, et me semblent surtout indiquées au début de la phthisie à forme *éréthique,* dans laquelle j'ai montré les atteintes subies par la vie nerveuse. Si le traitement interne de ces eaux convient essentiellement dans la première forme de la phthisie, il ne faut pas renoncer dans la phthisie *arthritique* au traitement externe, sans négliger toutefois le traitement interne de ces mêmes eaux.

Le bicarbonate de soude est un modificateur puissant des fonctions sanguines, et c'est à ce titre que nous voyons les eaux du Mont-Dore et d'Ems heureusement utilisées contre la phthisie *arthritique*. Les eaux bicarbonatées modifient la marche de l'arthritis sans stimuler ou augmenter sa puissance ; elles provoquent, il est vrai, souvent des changements d'évolutions pathologiques, mais elles ne sont jamais perturbatrices, comme le seraient dans le même cas les eaux sulfureuses. Ces déplacements morbides, quand ils s'opèrent dans des conditions favorables, constituent souvent le mécanisme vital de la guérison. Les révulsifs thermaux pédiluves, demi-bains chauds, douches sur les membres inférieurs sont les plus puissants moyens d'obtenir les résultats indiqués.

Le savant Inspecteur du Mont-Dore, le docteur Bertrand, insiste dans ces observations, sur les antécédents rhumatismaux de tous ceux de ses phthisiques qui ont retiré quelque profit de leur séjour au Mont-Dore. Il y a donc une phthisie *arthritique*, qui peut être traitée avec succès dès le début au Mont-Dore ou à Ems, contrairement à la phthisie *scrofuleuse* qui réclame impérieusement les eaux sulfureuses. Ces deux sortes de phthisie, comme je l'ai déjà indiqué, ont en effet une symptômatologie différente, dont tout esprit impartial et dépouillé de prévention pourra demander le tableau différentiel aux sources de sa propre pratique.

Si les iodures et les chlorures doivent être considérés comme les médicaments spéciaux de la scrofule osseuse et glandulaire, les sulfures sont véritablement ceux de la scrofule pulmonaire. L'action élective congestionnante des eaux sulfureuses sur les organes de la poitrine est bien connue. Qui ne sait du reste le danger que présente dans certains cas le traitement de la phthisie par les eaux sulfureuses, et on conçoit de quelle utilité peut être la connaissance de cette action élective des eaux, dans les affections chroniques des poumons se rattachant à un état constitutionnel. Si par exemple, les eaux alcalines guérissent les engorgements du parenchyme pulmonaire et les bronchites chroniques de nature rhumatismale, les eaux sulfureuses de Cauterets et des Eaux-Bonnes devront être prescrites dans tous les cas de phthisie scrofuleuse *torpide*.

Ce qui me paraît évident en effet, c'est que à part l'action élective de ces eaux sur les organes respiratoires, la stimulation et l'excitation qu'elles exercent sur toutes les fonctions de l'organisme modifient profondément l'état diathésique qui paraît favoriser le développement du tubercule et cette modification peut devenir assez considérable pour arrêter la marche de ces productions morbides. Il résulte de là que les tuberculeux qui semblent principalement destinés à recueillir les plus grands bénéfices de cette médication, sont ceux à constitution lymphatique, dont la vitalité est déprimée, les fonctions languissantes, l'organisme frappé d'une inertie relative, et enfin chez lesquels la marche de la maladie n'offre aucun phénomène d'acuité proprement dite.

Je conclurai, comme M. Guersant, en disant que trop souvent on néglige les propriétés inhérentes à chaque espèce d'eau dans telle ou telle forme de phthisie, pour faire trop attention à l'état hygiénique du malade, en l'éloignant de ses travaux et de ses préoccupations journalières, pour ne l'entourer que d'air pur et de distractions.

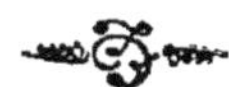

TABLE

DES MATIÈRES.

NICE. — Typographie et Libr. Ch. CAUVIN, rue de la Préfect., 6.

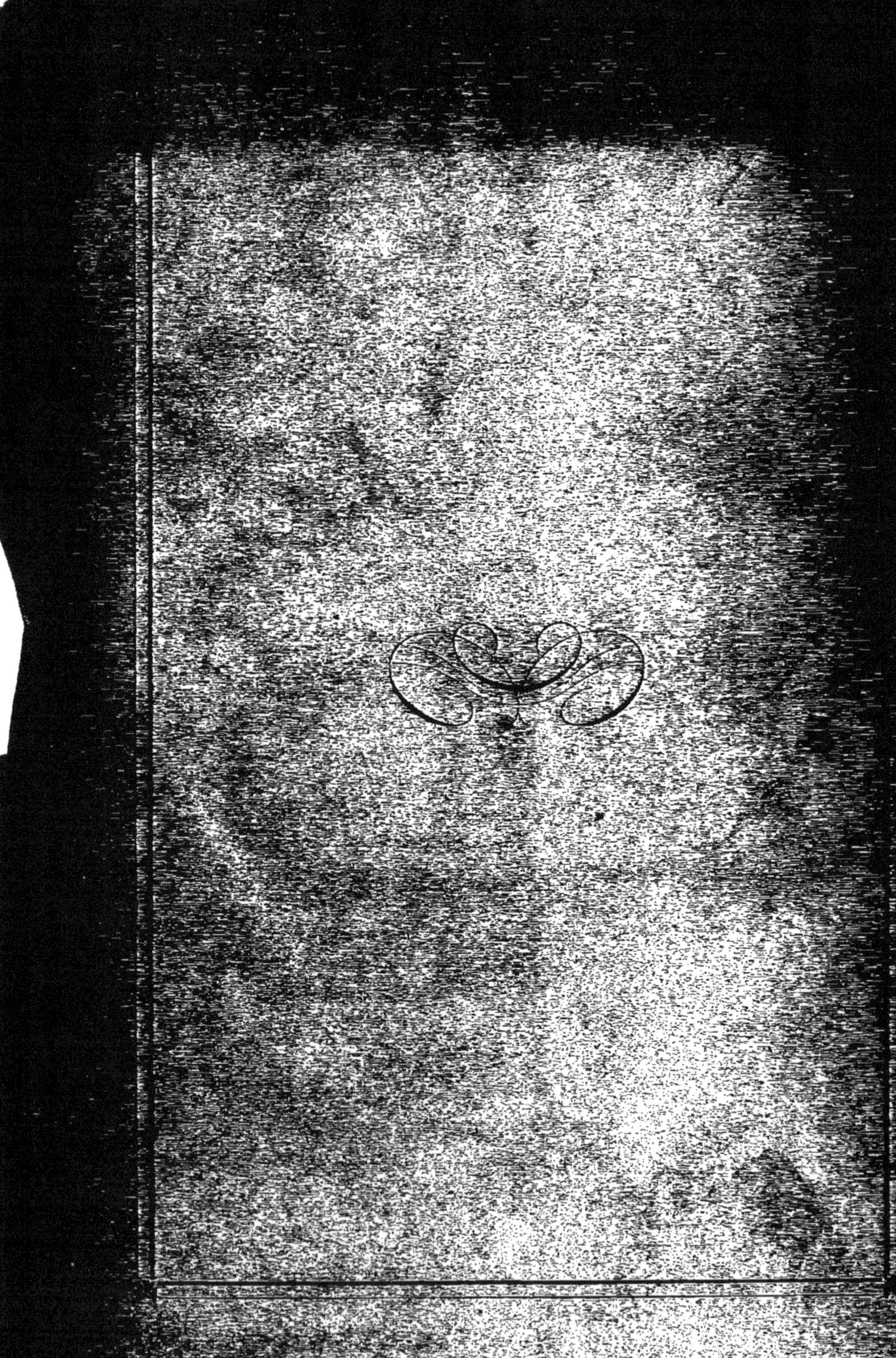

www.ingramcontent.com/pod-product-compliance
Ingram Content Group UK Ltd.
Pitfield, Milton Keynes, MK11 3LW, UK
UKHW020329250726
13967UKWH00004B/1944

9 782012 975378